RÉGIME ANTI-INFLAMMATOIRE

Combattre l'inflammation chronique, réduire la graisse du ventre et renforcer le système immunitaire. Avec des recettes françaises traditionnelles

Hans-Peter Müller

NIMBUS HOUSE
Info: nimbus.house.books@gmail.com

Conception de la couverture par Ocean Design
Conception de la mise en page du livre par Ocean Design

RÉGIME ANTI-INFLAMMATOIRE/ Hans Peter Müller - couverture flexible juillet 2023

ISBN : 978-88-947488-1-9

NH

INDEX

Écrivez un e-mail à **nimbus.house.books@gmail.com**

avec l'objet **BONUS anti-inflammatoire**

et vous recevez l'e-book avec des recettes pour vos propres snacks anti-inflammatoires

et de délicieux smoothies sains !

INTRODUCTION

Bienvenue dans votre nouveau livre de cuisine anti-inflammatoire ! Vous trouverez ici une collection de recettes saines et équilibrées qui vous aideront à réduire les inflammations dans votre corps et à améliorer votre bien-être général. Toutes les recettes ont été élaborées avec des ingrédients facilement disponibles sur le marché français, afin de vous faciliter la cuisine.

Mais ce livre de cuisine n'est pas seulement une collection de recettes. Vous y trouverez également des informations sur le régime FODMAP et la manière dont il peut aider à réduire les inflammations dans votre corps. Nous mettons également à votre disposition un plan alimentaire de 28 jours, dans lequel toutes les recettes du livre sont divisées en repas, afin que vous puissiez organiser votre alimentation rapidement et facilement.

En outre, vous apprendrez non seulement à cuisiner des plats savoureux et sains, mais aussi à comprendre l'impact de l'alimentation sur votre santé et votre bien-être. En plus, nous vous donnerons des conseils pour simplifier votre cuisine, éviter les déchets et économiser du temps et de l'argent.

Le régime anti-inflammatoire est un type de régime qui vise à réduire l'inflammation dans le corps, souvent responsable de nombreuses maladies chroniques telles que l'arthrite, le diabète, les maladies cardiovasculaires et bien d'autres. Un régime anti-inflammatoire consiste à consommer des aliments qui ont des propriétés anti-inflammatoires, comme les fruits, les légumes, les céréales complètes, le poisson et les épices comme le curcuma, le gingembre et le poivre de Cayenne.

Mais ce n'est pas tout : ce régime peut également contribuer à réduire la graisse abdominale, qui est souvent associée à un risque accru de maladies chroniques telles que le diabète et les maladies cardiovasculaires. L'excès de graisse dans la région abdominale produit en effet des substances inflammatoires qui peuvent augmenter le risque d'inflammation systémique et de maladies chroniques.

Une alimentation anti-inflammatoire peut également apporter de nombreux autres avantages pour la santé, comme une meilleure digestion, plus d'énergie et une peau plus saine.

Donc, si vous voulez améliorer votre santé et réduire votre risque de maladies chroniques, le régime anti-inflammatoire pourrait être la solution que vous cherchez depuis longtemps.

Alors, êtes-vous prêt à découvrir une nouvelle façon saine et équilibrée de cuisiner ? Bonne lecture et bon appétit !

LES BASES D'UNE ALIMENTATION ANTI-INFLAMMATOIRE

Pour suivre correctement le régime anti-inflammatoire, il est important de connaître les principes de base et les aliments à éviter. Tout d'abord, il est nécessaire de limiter ou d'éviter complètement les aliments fortement transformés et les sucres raffinés, qui peuvent augmenter l'inflammation dans le corps. Il est tout aussi important de limiter la consommation de graisses saturées, qui peuvent provoquer une inflammation systémique.

Au lieu de cela, il est important d'inclure dans l'alimentation des aliments qui ont des propriétés anti-inflammatoires, comme les fruits et légumes frais, les céréales complètes, les légumineuses, les noix et les graines, ainsi que les poissons gras comme le saumon et le thon. En outre, les épices comme le curcuma, le gingembre, le poivre de Cayenne et la cannelle peuvent contribuer à réduire l'inflammation dans le corps.

Le choix des bons ingrédients est tout aussi important. Lorsque vous choisissez de la viande, optez pour une viande maigre et biologique, et lorsque vous achetez des produits laitiers, choisissez des produits pauvres en matières grasses. De manière générale, essayez de choisir des aliments frais et biologiques et évitez ceux qui contiennent des additifs, des conservateurs ou d'autres ingrédients artificiels.

Il est important de faire attention aux allergies et aux intolérances alimentaires, car elles peuvent provoquer des inflammations dans le corps. Un régime FODMAP peut être utile aux personnes souffrant du syndrome du côlon irritable ou d'autres intolérances digestives.

Enfin, veillez à choisir des ingrédients de qualité provenant de sources fiables afin de vous assurer que votre régime anti-inflammatoire est sain et durable.

REMARQUES IMPORTANTES

Un élément important de l'**alimentation anti-inflammatoire** est le renoncement aux graisses végétales saturées , qui font certainement partie des poisons les plus dangereux et les plus répandus dans l'alimentation.

Parmi les aliments **anti-inflammatoires** dont vous devriez manger davantage, il y a sans aucun doute les légumes. Les légumes à feuilles vertes comme le chou et la bette à carde contiennent de puissants antioxydants, des flavonoïdes, des caroténoïdes et de la vitamine C, qui peuvent contribuer à protéger contre les dommages cellulaires.

Il y a toutefois **une réserve.** Si vous souffrez d'une maladie auto-immune ou d'une inflammation importante dans votre corps, vous devez limiter les légumes à forte teneur en lectines, car les lectines peuvent poser problème, c'est pourquoi elles peuvent augmenter la perméabilité intestinale et donc aggraver la maladie.

Les aliments contenant de la lectine les plus problématiques sont les haricots, les céréales, les légumineuses en général et les membres de la famille des solanacées comme les aubergines, les pommes de terre, les tomates et les poivrons. Les aliments à forte concentration de lectine peuvent être rendus "plus sûrs" par un trempage et une cuisson appropriés, ainsi que par la fermentation et la germination. En outre, l'utilisation d'un autocuiseur est particulièrement utile pour la cuisson des haricots.

Les oxalates sont un autre composant végétal qui peut causer des problèmes, car non seulement ils augmentent l'inflammation, mais ils détériorent également le fonctionnement des mitochondries. Les personnes sujettes aux calculs rénaux d'oxalate doivent généralement aussi suivre un régime sans oxalate. Les principaux aliments riches en oxalates sont les pommes de terre (blanches et sucrées), les amandes, les graines, le chocolat noir, les betteraves et les haricots.

N'oubliez cependant pas que ce qui précède ne s'applique qu'aux personnes souffrant de maladies auto-immunes ou d'une inflammation importante de l'organisme. En effet, vous trouverez dans ce livre de cuisine de nombreuses recettes à base de légumineuses et/ou d'oxolates, qui continuent à jouer un rôle très important dans une alimentation saine et anti-inflammatoire.

Alors, si vous ne souffrez pas de graves inflammations chroniques et/ou de problèmes digestifs, optez pour les délicieuses recettes à base de légumineuses !

D'autre part, les baies crues - en particulier les myrtilles - sont une excellente source de substances anti-inflammatoires, car la plupart de ces fruits contiennent peu de fructose et ont une capacité antioxydante élevée par rapport à d'autres fruits et légumes.

Il en va de même pour les champignons, qui sont souvent négligés. Ils contiennent également un certain nombre de nutriments uniques que vous n'avez peut-être pas en quantité suffisante dans votre alimentation.

ALIMENTS ANTI-INFLAMMATOIRES

Dans le cadre d'un régime anti-inflammatoire, il est important de choisir des aliments qui ont des propriétés anti-inflammatoires et qui contribuent à réduire le stress oxydatif dans le corps. Voici quelques-uns des aliments les plus appropriés pour un régime anti-inflammatoire :

Baies

Les baies, comme les fraises, les myrtilles et les framboises sont riches en antioxydants et en composés anti-inflammatoires, comme les anthocyanes. Choisissez des baies fraîches ou congelées et ajoutez-les à vos smoothies, mueslis ou yaourts pour une explosion de saveurs et de bienfaits pour la santé.

Légumes à feuilles vert foncé

Les légumes à feuilles vert foncé comme les épinards, le brocoli et le chou vert sont une excellente source de vitamines et de minéraux ainsi que de substances anti-inflammatoires comme les caroténoïdes et les flavonoïdes. Ajoutez des légumes à feuilles vert foncé à vos salades ou faites-les cuire à la vapeur comme garniture.

Poisson

Le poisson est une source de protéines de haute qualité et de graisses saines comme les oméga-3, qui ont des propriétés anti-inflammatoires. Choisissez des poissons gras comme le saumon, les sardines et le hareng, qui sont particulièrement riches en acides gras oméga-3. Faites griller ou fumer le poisson pour un repas léger et sain.

Racines et tubercules

Les racines et les tubercules, tels que le gingembre, le curcuma, les carottes et les patates douces, contiennent des composés anti-inflammatoires et des antioxydants qui peuvent contribuer à réduire l'inflammation dans le corps. Ajoutez des racines et des tubercules à vos plats préférés pour leur donner une touche de saveur et de bienfaits pour la santé.

Noix et graines

Les noix et les graines, comme les amandes, les noix de pécan, les graines de lin et les graines de chia, sont une source de graisses saines, de fibres et de protéines, ainsi que de composés anti-inflammatoires comme les polyphénols. Ajoutez des noix et des graines à votre yaourt, à vos céréales ou à votre salade pour en améliorer le goût et les bienfaits pour la santé.

Huiles végétales

Les huiles végétales comme l'huile d'olive, l'huile de noix de coco et l'huile de lin sont une source de graisses saines et de composés anti-inflammatoires comme les polyphénols et les acides gras oméga-3.

Optez pour des aliments frais et de saison, privilégiez les aliments biologiques chaque fois que c'est possible et essayez de cuisiner simplement en évitant l'excès d'épices et de techniques de cuisson qui peuvent détruire les composants bénéfiques des aliments.

N'oubliez pas non plus qu'il est important de varier les plaisirs : essayez de consommer une variété d'aliments anti-inflammatoires.

En outre, des études ont montré que l'acide alpha-lipoïque, un antioxydant présent dans la viande rouge et la levure, peut contribuer à réduire l'inflammation. Il est toutefois important de limiter la consommation de viande rouge en raison de sa teneur élevée en acides gras saturés et en cholestérol. Optez plutôt pour des sources de protéines maigres comme le poulet, la dinde, le poisson et les œufs.

Lors de la préparation des aliments, il est important d'éviter les techniques de cuisson à haute température, telles que la friture, car elles peuvent augmenter la production de substances inflammatoires. Il est plutôt recommandé de cuire les aliments à la vapeur, au gril ou à la poêle et de les arroser d'un peu d'huile d'olive.

Pour les aliments végétaux tels que les fruits, les légumes et les céréales complètes, il est important qu'ils soient de saison et issus de l'agriculture biologique, car ils sont exempts de pesticides et d'autres produits chimiques nocifs. C'est ainsi que vous profiterez au maximum des nutriments contenus dans les aliments, que vous améliorerez votre santé générale et que vous réduirez les inflammations.

CONSEILS UTILES POUR VOS ACHATS

Planifiez vos courses hebdomadaires de manière à toujours avoir les bons ingrédients sous la main pour préparer vos plats diététiques anti-inflammatoires.

Essayez d'acheter des fruits et légumes de saison, car ils sont souvent plus frais et plus savoureux.

Dans la mesure du possible, choisissez des fruits et légumes issus de l'agriculture biologique afin de réduire l'absorption de pesticides.

Achetez des protéines de qualité, comme de la viande maigre, du poisson, des œufs, des légumineuses et du tofu.

Lisez toujours attentivement les étiquettes des aliments afin d'éviter les ingrédients nocifs tels que les sucres ajoutés, les graisses trans et les conservateurs artificiels.

Conservez les aliments correctement, par exemple en plaçant les fruits et légumes au réfrigérateur et en utilisant des récipients hermétiques pour éviter leur détérioration.

Vous trouverez ici un tableau qui vous aidera à organiser et à planifier vos achats hebdomadaires :

Aliments/ingrédients	**Quantité recommandée**	**Fréquence recommandée**	**Notes et suggestions**
Légumes à feuilles vertes	500 g	Tous les jours	Choisissez des légumes frais et de saison.
Fruits frais	2 portions	Tous les jours	Choisissez des fruits frais de saison.
Baies	1 portion	Tous les jours	Choisissez des baies fraîches et de saison.
Racines et tubercules	500 g	Chaque semaine	Privilégiez les pommes de terre, les carottes, les topinambours, les racines de persil, etc.
Légumineuses	300 g	2 à 3 fois par semaine	Choisissez des haricots, des pois chiches, des lentilles, des pois, etc.
Poisson	500 g	2 à 3 fois par semaine	Choisissez du poisson frais et de saison.
Viande blanche	500 g	1 à 2 fois par semaine	Choisissez le poulet, la dinde, le lapin, etc.
Viande rouge	500 g	Tous les quinze jours	Choisissez des viandes maigres et de qualité.
Œufs	7	Chaque semaine	Choisissez des œufs biologiques et/ou moulus.
Fruits à coque et graines	100 g	2 à 3 fois par semaine	Privilégiez les noix, les amandes, les graines de lin, etc.
Huile d'olive extra vierge	500 ml	Chaque mois	Choisissez une huile d'olive de qualité.
Épices et arômes	comme souhaité	Tous les jours	Utilisez des épices et des herbes pour donner du goût à vos plats.

PETITS-DÉJEUNERS

SMOOTHIE-BOWL À LA BANANE ET À L'AVOCAT

Ingrédients pour 1 portion:

1 banane mûre

1 avocat mûr

240 ml de lait d'amande

150g d'épinards frais

1 cuillère à soupe de graines de chia

1 cuillère à café de miel brut

1/2 cuillère à café de cannelle en poudre

Garniture au choix (fruits frais, noix, etc.)

Préparation:

- Coupez la banane et l'avocat en cubes et mettez-les dans un mixeur avec des épinards frais, des graines de chia, de la cannelle en poudre et du miel cru.
- Ajoutez le lait d'amande et mélangez au fouet jusqu'à obtenir une consistance crémeuse et lisse.
- Verser le mélange dans un bol et garnir à volonté avec des fruits frais, des graines de courge ou des noix.

Guide d'achat:

Veillez à acheter des bananes et des avocats bien mûrs pour qu'ils aient le goût sucré et crémeux nécessaire à la recette.

Choisissez des épinards frais cultivés biologiquement pour garantir la meilleure qualité et réduire l'absorption de pesticides.

Achetez des graines de chia biologiques et non transformées pour obtenir une valeur nutritionnelle maximale.

Utilisez du lait d'amande non sucré pour éviter l'ajout de sucres raffinés.

Conseils de préparation:

Si le mélange est trop épais, ajouter un peu de lait d'amande.

Valeurs nutritionnelles:

Calories: 430 kcal

Glucides: 46 g

matières grasses: 25 g

protéines: 10 g

CRÊPES À LA BANANE ET À L'AVOINE

Ingrédients pour 1 portion:

2 bananes mûres

2 œufs

120 g de flocons d'avoine

1 cuillère à café de levure chimique

1 cuillère à café de cannelle en poudre

1 pincée de sel

Huile de noix de coco pour la cuisson

Fruits frais de votre choix pour la garniture

Préparation:

- Dans un bol, écrasez les bananes mûres avec une fourchette jusqu'à ce qu'elles soient lisses.
- Ajoutez les œufs et mélangez bien jusqu'à obtenir un mélange homogène.
- Ajoutez les flocons d'avoine, la levure chimique, la cannelle et le sel et mélangez bien.
- Chauffez une poêle antiadhésive à feu moyen et graissez-la avec un peu d'huile de coco.
- Versez la pâte dans la poêle et formez des cercles d'environ 10 cm de diamètre. Faites cuire les crêpes 2 à 3 minutes de chaque côté, jusqu'à ce qu'elles soient dorées et cuites au centre.
- Servez les crêpes chaudes avec les fruits frais de votre choix et un filet de sirop d'érable ou de miel.

Guide d'achat:

Choisissez des bananes mûres et sucrées, de préférence issues de l'agriculture biologique.

Utilisez œufs d'origine contrôlée et biologique.

Choisissez des flocons d'avoine bio sans sucre ajouté.

Optez pour un gâteau à la levure sans gluten.

La cannelle peut être achetée en poudre ou en bâtons.

Conseils de préparation:

Pour une version végétalienne, remplacez les œufs par 2 cuillères à soupe de graines de chia moulues ou de graines de lin.

Valeurs nutritives (par portion):

Calories: 252 kcal

matières grasses: 8,3 g

Fibres alimentaires: 5,4 g

protéines: 9,1 g

Glucides: 38,3 g

YOGOURT AUX AMANDES ET AUX BAIES

Ingrédients pour 2 portions:

200 ml de lait d'amande non sucré

100 g de yaourt grec sans matière grasse

1 cuillère à café de miel brut

1 cuillère à café de cannelle en poudre

100 g de baies mélangées (fraises, myrtilles, mûres)

1 cuillère à soupe de graines de chia

Préparation:

- Dans un bol, mélangez le lait d'amande, le yaourt grec, le miel et la cannelle jusqu'à obtenir un mélange homogène.
- Ajoutez les baies mélangées et les graines de chia et remuez délicatement.
- Répartir le mélange dans deux coupes ou verres et garnir à volonté avec d'autres baies fraîches.
- Mettre au réfrigérateur au moins 30 minutes avant de servir.

Conseils pour l'achat et la préparation:

Veillez à acheter du lait d'amande non sucré, que vous pouvez trouver dans n'importe quel supermarché français.

Pour une variante végétalienne, remplacez le miel par du sirop d'érable ou d'agave.

Si vous souhaitez une variante sans gluten, veillez à ce que les graines de chia soient certifiées sans gluten.

Vous pouvez varier les baies utilisées en fonction de la saison ou de vos préférences personnelles.

Valeurs nutritives par portion:

Calories: 141 kcal

Glucides: 18,5 g

lipides: 5,5 g

protéines: 5,5 g

Cette recette est un petit-déjeuner sain et savoureux qui apporte une bonne dose d'antioxydants et de protéines pour commencer la journée avec énergie et vitalité.

BOUILLIE DE QUINOA ET FRUITS SECS

Ingrédients pour 1 portion:

50 g de quinoa

200 ml de lait d'amande sans sucre

1 cuillère à soupe de graines de lin

1 cuillère à soupe de graines de chia

1 pincée de cannelle en poudre

10 g de noix de pécan hachées

10 g d'amandes moulues

1 pomme

1 banane

Préparation:

- Lavez d'abord soigneusement le quinoa sous l'eau courante.
- Mettre le quinoa avec le lait d'amande dans une casserole et faire cuire à feu moyen pendant environ 15 minutes, jusqu'à ce que le liquide soit complètement absorbé et que le quinoa soit tendre.
- Ajoutez les graines de lin, les graines de chia et la cannelle au quinoa et mélangez bien.
- Faire légèrement griller les noix de pécan et les amandes dans une poêle antiadhésive et les ajouter à la bouillie de quinoa.
- Coupez la pomme et la banane en cubes et ajoutez-les à la bouillie.
- Mélangez bien tous les ingrédients et servez la bouillie chaude.

Variantes:

Pour rendre la bouillie encore plus crémeuse, vous pouvez ajouter 1 cuillère à soupe de beurre d'amande.

Si vous êtes intolérant au lactose, vous pouvez remplacer le lait d'amande par du lait de riz ou d'avoine sans sucre.

Si vous êtes végétalien, vous pouvez remplacer le lait d'amande par du lait de soja ou de noix de coco sans sucre.

Si vous souffrez de la maladie cœliaque, veillez à ce que le quinoa soit certifié sans gluten.

Valeurs nutritives pour 1 portion:

Calories: 419 kcal

protéines: 14 g

graisse: 18 g

Glucides: 53 g

Fibres alimentaires: 13 g

MUFFINS AU CHOCOLAT ET À LA BANANE

Ingrédients pour 1 portion:

120 g de farine complète

45 g de farine de noix de coco

25 g de cacao en poudre non sucré

1 cuillère à café de levure chimique

1/2 cuillère à café de sel

2 bananes mûres, réduites en purée

85 g de miel ou de sirop d'érable

55 g d'huile de noix de coco fondue

2 gros œufs

1 cuillère à café d'extrait de vanille

120 ml de lait d'amande non sucré

95 g d'éclats de chocolat noir

Préparation:

- Préchauffez le four à 180°C. Tapisser une plaque à muffins de 12 petits moules en papier.
- Dans un grand bol, mélangez la farine complète, la farine de coco, la poudre de cacao, la levure chimique et le sel.
- Dans un autre bol, mélangez les bananes écrasées, le miel ou le sirop d'érable, l'huile de coco fondue, les œufs, l'extrait de vanille et le lait d'amande.
- Ajoutez les ingrédients liquides aux ingrédients secs et mélangez délicatement jusqu'à ce qu'ils soient juste mélangés. Ajoutez les pépites de chocolat et mélangez.
- Versez le mélange dans les moules à muffins préparés de manière à ce qu'ils soient remplis jusqu'au bord.
- Faites cuire les muffins pendant 18 à 20 minutes, ou jusqu'à ce que les muffins soient gonflés et qu'un bâtonnet au milieu en ressorte propre.
- Laissez les muffins refroidir quelques minutes dans le moule, puis placez-les sur une grille pour qu'ils refroidissent complètement.

Variantes:

Pour les végétaliens : remplacer les œufs par 2 cuillères à soupe de graines de lin moulues, mélangées à 5 cuillères à soupe d'eau, et laisser reposer 5 minutes avant d'utiliser.

Valeurs nutritives par portion (1 muffin):

Calories: 221 kcal

protéines: 6,8 g

matières grasses: 11,6 g

Glucides: 22,6 g

Fibres alimentaires: 4,1 g

sucre: 9,2 g

sodium: 170 mg

CRÊPES DE POTIRON AUX GRAINES DE CHIA

Ingrédients pour 1 portion:

245 g de purée de potiron

2 œufs

120 ml de lait d'amande

120 g de flocons d'avoine

1 cuillère à café de levure chimique

1/2 cuillère à café de cannelle en poudre

1/2 cuillère à café de gingembre en poudre

1/4 de cuillère à café de noix de muscade

2 cuillères à soupe de graines de chia

1 pincée de sel marin

1 cuillère à soupe d'huile de noix de coco

Sirop d'érable et fruits frais pour servir (facultatif)

Préparation:

- Préchauffez une poêle à frire antiadhésive à feu moyen ou doux.
- Dans un grand bol, cassez les œufs et ajoutez la purée de potiron, le lait d'amande et l'huile de noix de coco. Mélangez bien jusqu'à ce que les ingrédients soient liés.
- Dans un autre bol, mélangez la farine d'avoine, la levure chimique, la cannelle, le gingembre, la noix de muscade, les graines de chia et le sel de mer.
- Combinez les ingrédients secs avec les liquides et mélangez jusqu'à ce qu'il n'y ait plus de grumeaux.
- Verser la pâte dans la poêle préchauffée et former des crêpes d'environ 8 cm de diamètre.
- Faites cuire les crêpes pendant environ 2 à 3 minutes de chaque côté, jusqu'à ce qu'elles soient dorées et bien cuites.
- Servez les crêpes chaudes avec du sirop d'érable et des fruits frais.

Variantes:

Les végétaliens peuvent remplacer les œufs par 2 cuillères à soupe de farine de graines de lin avec 6 cuillères à soupe d'eau. Utilisez du lait d'amande sans sucre.

Pour les végétariens : ajoutez des morceaux de noix ou d'amandes à la pâte pour une note croustillante.

Pour les personnes atteintes de la maladie cœliaque : remplacer la farine d'avoine par de la farine de riz ou de la farine de sarrasin sans gluten.

Valeurs nutritionnelles pour 1 portion (sans sirop d'érable ni fruits frais):

Calories: 270 kcal

matières grasses: 10 g

Glucides: 35 g

protéines: 9 g

Fibres alimentaires: 7 g

sucre: 4 g

sodium: 180 mg

CRÊPES AUX FLOCONS D'AVOINE, MYRTILLES ET CANNELLE

Ingrédients pour 1 portion:

120 g de flocons d'avoine

120 ml de lait d'amande ou de noix de coco non sucré

1 œuf ou 1 cuillère à soupe de graines de lin moulues + 3 cuillères à soupe d'eau

1 cuillère à café de cannelle en poudre

1 cuillère à café de poudre de curcuma

1 cuillère à café de gingembre en poudre

1/2 cuillère à café de levure chimique

1/2 tasse de myrtilles fraîches ou congelées

Huile de noix de coco pour la cuisson

Préparation:

- Mélangez les flocons d'avoine, le lait d'amande ou de coco, l'œuf ou les graines de lin et l'eau, la cannelle, le curcuma, le gingembre et la levure chimique dans un bol. Bien mélanger jusqu'à ce que tous les ingrédients soient liés et que la consistance soit crémeuse et épaisse.
- Ajoutez les myrtilles à la préparation et mélangez délicatement.
- Chauffez l'huile de coco dans une poêle antiadhésive à feu moyen-élevé.
- À l'aide d'une louche, verser la pâte dans la poêle et faire cuire les crêpes jusqu'à ce que des bulles se forment à la surface, puis les retourner et les faire dorer de l'autre côté.
- Répéter l'opération jusqu'à ce que la pâte soit prête, en ajoutant à chaque fois de l'huile de coco dans la poêle.

Variantes:

Pour une version végétalienne, remplacez l'œuf par des graines de lin moulues et de l'eau, comme indiqué dans la liste des ingrédients.

Pour une version sans gluten, utilisez des flocons d'avoine certifiés sans gluten.

Vous pouvez remplacer les myrtilles par d'autres fruits de votre choix, par exemple des bananes coupées en dés ou des pommes coupées en fines tranches.

Valeurs nutritionnelles pour une portion (4 crêpes):

Calories: 336 kcal

matières grasses: 11 g

Glucides: 47 g

Fibres alimentaires: 9 g

protéines: 12 g

CRÊPES À L'AVOINE ET AUX POMMES

Ingrédients pour 1 portion:

120 g de flocons d'avoine

1 cuillère à café de levure chimique

1/2 cuillère à café de cannelle en poudre

1/4 de cuillère à café de noix de muscade en poudre

1/4 de cuillère à café de sel

240 ml de lait d'amande

1 œuf

1 pomme râpée

1 cuillère à café d'huile de noix de coco pour la poêle à frire

Préparation:

- Mélangez les flocons d'avoine, la levure chimique, la cannelle, la noix de muscade et le sel dans un grand bol.
- Dans un autre bol, cassez l'œuf et ajoutez le lait d'amande et la pomme râpée.
- Verser le mélange liquide dans le bol contenant les ingrédients secs et mélanger jusqu'à obtenir une consistance lisse.
- Chauffez une poêle antiadhésive à feu moyen et versez-y une cuillère à café d'huile de coco.
- Verser le mélange dans la poêle et former 4-5 crêpes.
- Faites cuire les crêpes pendant environ 2 à 3 minutes de chaque côté ou jusqu'à ce qu'elles soient bien dorées.
- Servir avec des fruits frais, du sirop d'érable, des noix hachées ou une autre garniture à votre convenance.

Guide d'achat:

Veillez à acheter des flocons d'avoine certifiés sans gluten si vous souffrez de maladie cœliaque ou d'intolérance au gluten.

Choisissez du lait d'amande non sucré pour maintenir une faible teneur en sucre.

Variantes:

Pour le rendre végétalien, remplacez l'œuf par un substitut végétalien comme de la poudre de graines de lin ou de l'eau de pois chiches.

Valeurs nutritives par portion (sans garniture):

Calories: 253 kcal

matières grasses: 6 g

Glucides: 43 g

Fibres alimentaires: 6 g

protéines: 9 g

BOWL DE SMOOTHIE AUX FRUITS

Ingrédients pour 1 portion:

1 banane mûre

150 g de baies mélangées (fraîches ou congelées)

240 ml de lait d'amande non sucré

1 cuillère à soupe de graines de chia

1 cuillère à café de miel (facultatif)

1 cuillère à café de gingembre frais râpé

1 cuillère à café de poudre de curcuma

1/2 cuillère à café de cannelle en poudre

1/2 avocat mûr

Préparation:

- Commencez par mixer la banane, les baies, le lait d'amande, les graines de chia, le gingembre, le curcuma et la cannelle dans un mixeur jusqu'à obtenir une masse lisse.
- Ajoutez l'avocat et continuez à mixer jusqu'à l'obtention d'un mélange crémeux.
- Verser le smoothie dans un bol et garnir à volonté avec des fruits frais, des graines de chia et du miel (si utilisé).
- Servir immédiatement.

Guide d'achat:

Veillez à consommer des fruits de saison afin d'obtenir un maximum de saveur et de valeur nutritive.

Utilisez du lait d'amande non sucré pour réduire l'absorption de sucres ajoutés.

Variantes:

Pour une version végétalienne, utilisez du sirop d'érable au lieu du miel.

Si vous souhaitez une version sans gluten, veillez à ce que tous les ingrédients utilisés soient certifiés sans gluten.

Valeurs nutritives (par portion):

Calories: 323 kcal

protéines: 6 g

graisse: 17 g

Glucides: 41 g

Fibres alimentaires: 14 g

sucre: 20 g

sodium: 87 mg

YOGOURT AU MUESLI ET AUX BAIES

Ingrédients pour 1 portion:

245 g de yaourt grec (ou de yaourt de soja pour les végétaliens)

70 g de céréales

80 g de baies mélangées (fraîches ou congelées)

1 cuillère à café de miel ou de sirop d'érable

Préparation:

- Verser le yaourt dans un bol.
- Verser le muesli sur le yaourt.
- Ajouter les baies sur le muesli.
- Verser le miel ou le sirop d'érable sur les baies.
- Bien mélanger et savourer ce petit-déjeuner anti-inflammatoire !

Guide d'achat:

Choisissez du yaourt grec bio sans sucre ajouté. Assurez-vous que les céréales que vous achetez ne contiennent pas de sucre raffiné et sont faites de grains entiers. Pour les baies, vous pouvez utiliser des baies fraîches ou congelées, si possible issues de l'agriculture biologique.

Variantes:

Pour rendre ce petit-déjeuner végétalien, remplacez le yaourt grec par du yaourt de soja ou un autre yaourt végétal de votre choix.

Pour que ce petit-déjeuner soit sans gluten, il faut acheter des céréales sans gluten.

Valeurs nutritionnelles:

Calories: 320 kcal

protéines: 15 g

matières grasses: 10 g

Glucides: 45 g

Fibres alimentaires: 5 g

sucre: 25 g

Ce petit-déjeuner est riche en protéines, en fibres et en antioxydants grâce aux baies, tandis que le muesli fournit des glucides à absorption lente qui donnent de l'énergie tout au long de la matinée. Le miel ou le sirop d'érable apportent une douceur naturelle sans sucre raffiné.

CRÊPES À LA CITROUILLE ET À LA CANNELLE

Ingrédients pour 1 portion:

150 g de farine de sarrasin

50 g de farine de noix de coco

2 cuillères à café de levure chimique

1 cuillère à café de cannelle en poudre

1 pincée de sel

2 œufs (ou substitut végétalien)

245 g de purée de potiron

240 ml de lait d'amande

2 cuillères à soupe de miel (ou de sirop d'érable pour les végétaliens)

1 cuillère à café d'extrait de vanille

Huile de noix de coco pour la cuisson

Ingrédients pour la purée de potiron :

500 g de courge

1 cuillère à soupe d'huile d'olive

1 pincée de sel

Préparation:

- Préparez d'abord la purée de potiron. Coupez le potiron en cubes et faites-le cuire à la vapeur jusqu'à ce qu'il soit tendre (environ 20-25 minutes). Réduisez la courge en purée dans un mixeur avec une cuillère à soupe d'huile d'olive et une pincée de sel jusqu'à ce qu'elle soit lisse. Laissez refroidir.
- Dans un saladier, mélangez les farines, la levure chimique, la cannelle et le sel.
- Dans un autre bol, battez les œufs avec la purée de potiron, le lait d'amande, le miel (ou le sirop d'érable) et l'extrait de vanille.
- Ajoutez peu à peu le mélange de farine au mélange d'œufs et mélangez bien jusqu'à ce que la pâte soit lisse.
- Faites chauffer un peu d'huile de coco dans une poêle antiadhésive à feu moyen.
- Verser environ 1/4 de tasse de pâte par crêpe dans la poêle et faire cuire 2-3 minutes de chaque côté jusqu'à ce qu'elles soient dorées.
- Servez les crêpes chaudes avec des fruits frais, du sirop d'érable, des noix hachées ou autre chose selon votre goût.

Valeurs nutritionnelles (par portion de 2 crêpes):

Calories: 288 kcal

Glucides: 37 g

protéines: 7 g

matières grasses: 12 g

Fibres alimentaires: 7 g

BOUILLIE DE COURGE ET DE CURCUMA AUX BAIES

Ingrédients pour 2 personnes:

200 g de potiron coupé en cubes

80 g de flocons d'avoine

2 cuillères à café de curcuma

1 cuillère à café de cannelle en poudre

400 ml d'eau ou de lait végétal

1 pincée de sel

Baies fraîches ou congelées selon les goûts (fraises, framboises, myrtilles, etc.)

Noix ou amandes hachées

Miel ou sirop d'érable selon les goûts

Préparation:

- Mettez les cubes de potiron dans une grande casserole avec le curcuma et la cannelle. Ajoutez l'eau ou le lait végétal et le sel et portez à ébullition.
- Ajoutez les flocons d'avoine et remuez bien. Réduire le feu et cuire à feu moyen-doux pendant 10 à 15 minutes, en remuant de temps en temps jusqu'à ce que le porridge ait la consistance souhaitée.
- Servez la bouillie chaude, garnie des baies, de noix ou d'amandes hachées et d'un peu de miel ou de sirop d'érable selon votre goût.

Guide d'achat:

Choisissez une courge biologique de saison, de préférence de la variété butternut ou muscade. Optez pour des flocons d'avoine complets et du lait végétal non sucré. Les baies peuvent être fraîches ou congelées, mais dans les deux cas, il est important de s'assurer qu'elles ne contiennent pas de sucre ajouté.

Variantes:

Végétalien : utilisez du lait végétal au lieu du lait animal et du sirop d'agave au lieu du miel.

Végétarien : utilisez le lait animal ou végétal de votre choix.

Ne pas consommer de gluten : Remplacer les flocons d'avoine par des flocons de millet ou de quinoa.

Valeurs nutritives par portion :

Calories: 264 kcal

graisse: 6,4 g

Glucides: 44,7 g

Protéines: 7,8 g

Fibres alimentaires: 7,4 g

sucre: 8,2 g

BOUILLIE DE POTIRON ET CANNELLE

Ingrédients pour 1 portion:

50 g de flocons d'avoine complets

100 g de potiron cuit et réduit en purée

1 cuillère à soupe de graines de chia

200 ml de lait d'amande sans sucre

1/2 cuillère à café de cannelle en poudre

1 cuillère à café de miel (facultatif)

une pincée de sel

Préparation:

- Pour préparer la bouillie de potiron et de cannelle, commencez par faire cuire la courge à la vapeur jusqu'à ce qu'elle soit tendre. Dès qu'elle est cuite, l'écraser avec une fourchette jusqu'à ce qu'elle soit lisse. Réserver.
- Mélangez les flocons d'avoine complets, le lait d'amande non sucré, la cannelle en poudre, une pincée de sel et les graines de chia dans une casserole. Bien mélanger les ingrédients et faire cuire à feu moyen-doux pendant environ 5 à 7 minutes, jusqu'à ce que la bouillie ait la consistance souhaitée.
- Ajoutez la purée de potiron et mélangez bien jusqu'à ce que la bouillie prenne une couleur orange profond et que tous les ingrédients soient bien mélangés.
- À ce stade, vous pouvez ajouter une cuillère à café de miel si vous souhaitez un goût plus sucré.
- Servez la bouillie chaude dans un bol et garnissez-la à votre guise de graines de chia supplémentaires, de fruits frais ou de noix.

Valeurs nutritives (par portion):

Calories: 345 kcal

Matières grasses: 8 g

Fibre: 11 g

protéines: 12 g

Glucides: 56 g

sucre: 10 g

Variantes:

Pour les végétaliens : remplacez le miel par du sirop d'érable ou d'agave pour obtenir le même effet sucrant. Utilisez du lait d'amande, de soja ou de coco à la place du lait de vache.

Pour les végétariens : si vous êtes végétarien, vous pouvez ajouter du yaourt grec ou du fromage blanc à la bouillie pour augmenter l'apport en protéines.

Pour les personnes atteintes de la maladie cœliaque : assurez-vous que les flocons d'avoine que vous achetez sont sans gluten et qu'ils sont produits dans un environnement sans gluten.

RECETTES RAPIDES ET FACILES POUR LE PETIT DÉJEUNER !

TRANCHES DE BANANE AU BEURRE D'AMANDE ET AU MIEL

Ingrédients pour 1 portion:

1 banane mûre

1-2 cuillères à soupe de beurre d'amande

1 cuillère à café de miel (facultatif)

Amandes coupées pour la décoration (facultatif)

Préparation:

- Épluchez la banane et coupez-la en fines tranches.
- Badigeonner chaque tranche de banane de beurre d'amande.
- Si vous le souhaitez, ajoutez une cuillère à café de miel sur le beurre d'amande.
- Garnir à volonté d'amandes râpées.

Variantes:

Pour les végétaliens : utiliser du beurre de cacahuètes ou du beurre d'amandes végétalien au lieu du beurre d'amandes traditionnel. Utiliser du sirop d'érable au lieu du miel.

Pour les végétariens : ajoutez du yaourt grec ou du yaourt aux légumes sur les tranches de banane.

Pour les personnes atteintes de la maladie cœliaque : veillez à ce que le beurre d'amande soit certifié sans gluten. Utilisez du miel certifié sans gluten.

Guide d'achat:

Achetez des bananes qui sont mûres, mais qui sont encore fermes au toucher.

Achetez du beurre d'amande sans sucre ajouté ni autres additifs.

Valeurs nutritives (par portion)

Calories: 225 kcal

Glucides: 32 g

matières grasses: 10 g

protéines: 4 g

Cette recette est rapide et facile à préparer, parfaite pour ceux qui n'ont pas beaucoup de temps le matin, mais qui veulent tout de même un petit-déjeuner sain et anti-inflammatoire.

SMOOTHIE ANTI-INFLAMMATOIRE

Ingrédients pour 1 portion:

1 banane congelée en morceaux

80 g de morceaux d'ananas frais

75 g de myrtilles fraîches ou congelées

240 ml de lait d'amande non sucré

1 cuillère à soupe de graines de lin moulues

1 cuillère à café de gingembre frais râpé

1/2 cuillère à café de poudre de curcuma

150g d'épinards frais

Préparation:

- Mettez tous les ingrédients dans un mixeur haute performance et réduisez-les en purée jusqu'à ce que la consistance soit lisse. Si la consistance est trop épaisse, vous pouvez ajouter un peu d'eau ou de lait d'amande pour rendre le mélange plus liquide.
- Ce smoothie est rapide et facile à préparer, ne nécessite que peu d'ingrédients et peut être varié à volonté. Vous pouvez également ajouter des protéines en poudre ou du beurre d'amande pour un apport en protéines et en graisses saines.

Variantes:

Les végétaliens doivent s'assurer que le lait d'amande ne contient pas de produits d'origine animale et que la poudre de protéines est végétalienne.

Les personnes atteintes de la maladie cœliaque doivent s'assurer que les graines de lin sont exemptes de gluten.

Valeurs nutritionnelles pour une portion:

Calories: 260 kcal

matières grasses: 5 g

Glucides: 52 g

protéines: 5 g

Fibres alimentaires: 10 g

sucre: 27 g

Profitez de votre petit-déjeuner!

MUESLI POMME-CANNELLE

Ingrédients pour une portion:

1 petite pomme

3 cuillères à soupe de flocons d'avoine

1 cuillère à soupe de noix hachées

1/2 cuillère à café de cannelle en poudre

150 ml de lait d'amande (ou autre lait végétal selon votre choix)

1 cuillère à café de miel

Préparation:

- Laver la pomme, la couper en cubes et la mettre dans un bol.
- Ajoutez les flocons d'avoine, les noix hachées et la cannelle en poudre.
- Verser le lait d'amande et bien mélanger.
- Sucrer avec une cuillère à café de miel selon le goût.
- Laisser reposer 5 minutes pour que les flocons d'avoine puissent absorber le liquide.

Guide d'achat:

Choisissez des pommes biologiques et de saison, de préférence des variétés acidulées comme la Granny Smith. Choisissez des flocons d'avoine complets, des noix non salées et de la cannelle de qualité.

Variantes:

Végétalien: remplacer le miel par du sirop d'érable ou de la cassonade.

Végétarien: vous pouvez ajouter une cuillère de yaourt grec pour enrichir votre petit-déjeuner en protéines.

Maladie cœliaque : assurez-vous que les flocons d'avoine sont certifiés sans gluten ou remplacez-les par des flocons de quinoa ou de riz.

Valeurs nutritionnelles pour une portion:

Calories: 260 kcal

protéines: 7 g

matières grasses: 11 g

Glucides: 35 g

Fibres alimentaires: 8 g

sucre: 16 g

sodium: 73 mg

BOUILLIE AU CURCUMA ET À LA CANNELLE

Ingrédients pour 1 portion :

60 g de flocons d'avoine

240 ml de lait végétal (p. ex. lait d'amande ou d'avoine)

1/4 de cuillère à café de curcuma

1/2 cuillère à café de cannelle en poudre

1 pincée de poivre noir (facultatif)

1 cuillère à soupe de graines de chia

1 cuillère à café de miel (facultatif)

Fruits frais selon les goûts pour la décoration (p. ex. banane, fraises, myrtilles)

Préparation:

- Mettre les flocons d'avoine, le lait végétal, le curcuma, la cannelle et le poivre noir (si utilisé) dans une casserole et bien mélanger.
- Portez la casserole à ébullition, réduisez le feu et continuez à remuer pendant environ 5 minutes jusqu'à ce que la bouillie devienne crémeuse.
- Ajoutez les graines de chia et mélangez bien. Laisser reposer une ou deux minutes.
- Si vous souhaitez un goût plus sucré, ajoutez du miel.
- Servez la bouillie dans un bol et garnissez-la de fruits frais si vous le souhaitez.

Conseils de préparation:

Remuer fréquemment pendant la cuisson pour que la bouillie ne colle pas à la casserole.

Si vous voulez gagner du temps le matin, vous pouvez préparer la bouillie la veille au soir et la réchauffer le matin au micro-ondes.

Variantes pour les végétaliens, les végétariens et les personnes atteintes de la maladie cœliaque:

Utilisez du lait de coco à la place du lait végétal si vous préférez.

Pour plus de protéines, ajouter des noix ou des graines de courge.

Utilisez du miel d'agave à la place du miel pour une version végétalienne.

Utilisez des flocons d'avoine certifiés sans gluten pour une version sans gluten.

Valeurs nutritionnelles pour une portion:

Calories: 320 kcal

Matière grasse: 8 g

Fibres alimentaires: 11 g

protéines: 11 g

Glucides: 55 g

sucre: 15 g

TOAST À L'AVOCAT AVEC ŒUF ET ÉPINARDS

Ingrédients pour 1 portion:

1 tranche de pain complet	1 œuf	sel et poivre
1 avocat mûr	100g d'épinards frais	Huile d'olive

Préparation:

- Faire griller le pain complet.
- Ecraser l'avocat dans un petit bol et ajouter une pincée de sel et de poivre. Bien mélanger le tout.
- Dans une poêle, faire chauffer un peu d'huile d'olive à feu moyen et ajouter les épinards. Faites-les cuire pendant 1 à 2 minutes, jusqu'à ce qu'ils soient flétris.
- Retirer les épinards de la poêle et les mettre de côté.
- Dans la même poêle, cassez l'œuf et faites-le cuire 1 à 2 minutes selon la consistance souhaitée (omelette, œuf au plat, etc.).
- Déposer la crème d'avocat sur la tranche de pain grillé, puis les épinards et l'œuf.
- Assaisonnez avec une pincée de sel et de poivre.

Guide d'achat:

Choisissez un avocat suffisamment mûr. Il doit être mou au toucher, mais pas trop.

En ce qui concerne les épinards, il faut veiller à ce qu'ils soient frais, croquants et de couleur vert foncé.

Variantes:

Les végétaliens peuvent remplacer l'œuf par des cubes de tofu, que l'on fait revenir avec des épinards.

Pour les végétariens, on peut ajouter du fromage de chèvre ou de la feta émiettée.

Pour les personnes atteintes de la maladie cœliaque : veillez à ce que le pain complet soit sans gluten.

Valeurs nutritionnelles pour une portion:

Calories: environ 400-450 kcal	Glucides: 35-40 g
Protéines: 15-20 g	Fibres alimentaires: 10-15 g
graisses: 25-30 g	

BOUILLIE DE QUINOA ET DE MYRTILLES

Ingrédients pour 1 portion:

85 g de quinoa

240 ml d'eau

120 ml de lait d'amande (ou une autre boisson végétale)

1/2 cuillère à café de cannelle en poudre

1 pincée de sel marin

75 g de myrtilles fraîches (ou autres fruits de saison)

1 cuillère à soupe de graines de chia

1 cuillère à café de miel ou de sirop d'érable (facultatif)

Préparation:

- Rincer tout d'abord le quinoa sous l'eau courante dans une passoire fine.
- Dans une casserole de taille moyenne, portez de l'eau à ébullition et ajoutez le quinoa rincé.
- Baisser le feu, mettre un couvercle et faire cuire pendant environ 15 minutes, jusqu'à ce que le quinoa soit cuit et que l'eau soit absorbée.
- Ajoutez le lait d'amande, la cannelle et le sel de mer dans la casserole et mélangez bien.
- Ajoutez les myrtilles fraîches et les graines de chia dans la casserole et mélangez bien.
- Laisser cuire encore 5 à 7 minutes à feu doux, en remuant de temps en temps, jusqu'à ce que la bouillie ait atteint la consistance souhaitée.
- Si vous le souhaitez, vous pouvez ajouter du miel ou du sirop d'érable pour sucrer la bouillie.

Variantes:

Pour une version végétalienne, remplacez le miel par du sirop d'érable.

Si vous souhaitez une version sans gluten, veillez à acheter du quinoa certifié sans gluten.

Vous pouvez remplacer les myrtilles par d'autres fruits de saison, par exemple des fraises, des bananes ou des pommes.

Si vous préférez une bouillie plus crémeuse, vous pouvez ajouter plus de lait d'amande ou remplacer une partie de l'eau par plus de lait d'amande.

Valeurs nutritives (par portion) :

Calories: environ 300 kcal

protéines: env. 9 g

Matière grasse: env. 7 g

Glucides: env. 50 g

Fibres alimentaires: env. 9 g

BOWL SMOOTHIE FRAISE-BANANE

Ingrédients pour 1 portion:

1 banane mûre

145 g de fraises fraîches ou congelées

120 ml de lait d'amande ou d'une autre boisson végétale

1 cuillère à café de miel (facultatif)

1/2 cuillère à café de cannelle en poudre

Garniture à volonté (p. ex. muesli, fruits frais, graines de chia)

Préparation:

- Coupez la banane en morceaux et mettez-la dans un mixeur avec les fraises, le lait d'amande, le miel (si utilisé) et la cannelle.
- Réduire tous les ingrédients en purée jusqu'à ce que le mélange soit crémeux et lisse.
- Versez le smoothie dans un bol et garnissez-le de vos ingrédients préférés (par exemple, des céréales, des fruits frais, des graines de chia).

Guide d'achat:

Lors de l'achat, veillez à ce que les fraises soient mûres et sucrées, qu'elles soient de saison et qu'elles proviennent de préférence de cultures biologiques afin d'éviter les pesticides. Si vous essayez de réduire votre consommation de sucre, vous pouvez utiliser des bananes plus vertes et sucrer le smoothie avec un peu de miel.

Variantes:

Les végétaliens peuvent remplacer le miel par du sirop d'érable ou d'agave.

Valeurs nutritives (avec 2 cuillères à soupe de muesli comme garniture) :

Calories: 330 kcal

protéines: 6 g

matières grasses: 6 g

Glucides: 68 g

Fibres alimentaires: 10 g

Ce smoothie bowl est une excellente option de petit-déjeuner anti-inflammatoire, car il contient des antioxydants, des vitamines et des minéraux provenant de fraises et de bananes. De plus, la cannelle est un puissant anti-inflammatoire naturel qui peut aider à réduire les inflammations dans le corps.

DÉJEUNERS

SALADE DE QUINOA AU POULET ET À L'AVOCAT

Ingrédients pour 2 portions:

170 g de quinoa blanc

480 ml d'eau

1 blanc de poulet sans peau et sans os

1 cuillère à soupe d'huile d'olive

1 avocat mûr, coupé en dés

1/2 oignon rouge, coupé en petits dés

1/4 de tasse de feuilles de coriandre fraîche, hachées

le jus d'un 1/2 citron

2 cuillères à soupe d'huile d'olive

Sel et poivre noir fraîchement moulu selon les goûts.

Préparation:

- Commencer par faire cuire le quinoa. Portez l'eau et le quinoa à ébullition dans une casserole. Baisser le feu et laisser cuire 15-20 minutes, jusqu'à ce que le quinoa soit tendre et que l'eau soit complètement absorbée. Retirer du feu et laisser refroidir.
- Entre-temps, faire revenir les poitrines de poulet dans une poêle antiadhésive à feu moyen avec une cuillère à soupe d'huile d'olive et assaisonner de sel et de poivre. Faire cuire jusqu'à ce qu'ils soient dorés et bien cuits, environ 6 à 8 minutes de chaque côté. Retirer de la poêle et couper en cubes.
- Dans un grand bol, mélanger le quinoa cuit, le poulet coupé en dés, l'avocat coupé en dés, l'oignon rouge haché et la coriandre hachée. Bien mélanger.
- Dans un petit bol, mélangez le jus de citron, 2 cuillères à soupe d'huile d'olive et une pincée de sel et de poivre pour obtenir une vinaigrette.
- Verser la vinaigrette sur la salade de quinoa et de poulet et bien mélanger. Servir à température ambiante ou conserver au réfrigérateur jusqu'au moment de servir.

Variantes:

Pour une version végétarienne ou végétalienne, remplacez la viande de poulet par des haricots noirs ou des pois chiches.

Les personnes atteintes de la maladie cœliaque doivent s'assurer que le quinoa est certifié sans gluten.

Valeurs nutritives par portion:

Calories: 497 kcal

Glucides: 41 g

Fibres alimentaires: 11 g

protéines: 33 g

matières grasses: 23 g

sodium: 143 mg

SALADE DE QUINOA AUX LÉGUMES ET AU POULET

Ingrédients pour 2 portions:

170 g de quinoa

480 ml d'eau

1 blanc de poulet, coupé en dés

1 cuillère à café de curcuma

1 cuillère à café de paprika

1/2 cuillère à café de cumin

sel et poivre selon votre goût

2 carottes, épluchées et coupées en dés

1/2 poivron rouge, coupé en dés

1/2 oignon rouge, coupé en dés

30 g d'amandes râpées

le jus d'un 1/2 citron

2 cuillères à soupe d'huile d'olive extra vierge

Préparation:

- Porter l'eau et le quinoa à ébullition dans une casserole, puis réduire le feu et laisser cuire pendant environ 15 minutes, jusqu'à ce que le quinoa soit tendre et que l'eau soit complètement absorbée. Retirer du feu et mettre de côté.
- Dans une poêle antiadhésive, faites chauffer l'huile d'olive extra vierge à feu moyen. Ajoutez le blanc de poulet et les épices (curcuma, paprika, cumin, sel et poivre) et faites cuire jusqu'à ce que le poulet soit doré et bien cuit (environ 5-7 minutes). Retirer de la poêle et mettre de côté.
- Dans la même poêle, faire cuire les carottes, les poivrons et l'oignon à feu moyen jusqu'à ce que les légumes soient tendres mais encore croquants (environ 5-7 minutes). Retirer de la poêle et mettre de côté.
- Dans une petite poêle, faites griller les amandes râpées à feu moyen pendant environ 2 à 3 minutes, jusqu'à ce qu'elles soient légèrement dorées.
- Mélangez le quinoa, le poulet et les légumes dans un grand saladier. Pressez le jus de citron sur le mélange et mélangez bien. Ajoutez les amandes grillées et mélangez à nouveau.
- Servir chaud ou froid.

Variantes:

Pour une version végétalienne, remplacez le blanc de poulet par du tofu ou du tempeh.

Valeurs nutritives (par portion):

Calories: 433 kcal

protéines: 28 g

Glucides: 41 g

graisse: 17 g

Fibres alimentaires: 9 g

POULET AUX AMANDES ET LÉGUMES SAUTÉS

Ingrédients pour 1 portion:

1 blanc de poulet

30 g d'amandes râpées

1 cuillère à soupe d'huile d'olive

1 gousse d'ail

1/4 d'oignon rouge

1/2 poivron jaune

1/2 d'une courgette

sel et poivre selon votre goût

persil frais haché au goût

Préparation:

- Couper le blanc de poulet en cubes et l'assaisonner de sel et de poivre.
- Dans une poêle, faites griller les amandes à feu moyen jusqu'à ce qu'elles soient légèrement dorées. Retirer les amandes de la poêle et les mettre de côté.
- Dans une poêle antiadhésive, faire chauffer l'huile d'olive et faire revenir l'ail et l'oignon rouge jusqu'à ce qu'ils soient dorés.
- Ajoutez le poivron jaune coupé en dés et la courgette et faites cuire pendant environ 5 à 7 minutes en remuant souvent.
- Retirer les légumes de la poêle et les mettre de côté.
- Dans la même poêle, faire revenir le poulet jusqu'à ce qu'il soit cuit, environ 5-7 minutes.
- Ajoutez les légumes frits au poulet et mélangez bien.
- Servir le poulet et les légumes rôtis garnis d'amandes grillées et de persil haché.

Guide d'achat:

Lorsque vous choisissez des poules, il est important de veiller à ce qu'elles soient élevées en plein air de manière biologique et nourries de manière naturelle. Les légumes doivent de préférence être de saison et issus de l'agriculture biologique.

Variantes:

Les végétaliens et les végétariens peuvent remplacer le blanc de poulet par du tofu ou du seitan.

Les personnes atteintes de la maladie cœliaque doivent veiller à ce que les amandes et les légumes utilisés soient certifiés sans gluten.

Valeurs nutritives par portion :

Calories: environ 450 kcal

Protéines: env. 34 g

Glucides: env. 12 g

graisse: environ 32 g

Fibres alimentaires: env. 4 g

POULET AU PAPRIKA ET LÉGUMES

Ingrédients pour 1 portion:

1 blanc de poulet

1 cuillère à café de paprika doux en poudre

1/2 cuillère à café d'ail en poudre

1/2 cuillère à café de cumin

Sel et poivre noir fraîchement moulu selon le goût

1/2 poivron rouge

1/2 poivron jaune

1/2 courgette

1/2 oignon rouge

1 cuillère à soupe d'huile d'olive

1/2 citron

persil frais haché au goût

Instructions pour faire mariner du poulet:

- Dans un bol, mélanger le paprika doux, l'ail en poudre, le cumin, le sel et le poivre.
- Ajoutez les cubes de poitrine de poulet et remuez jusqu'à ce qu'ils soient entièrement recouverts de marinade.
- Laisser mariner le poulet pendant au moins 30 minutes.

Instructions pour les légumes:

- Préchauffez le four à 200°C.
- Couper le poivron, la courgette et l'oignon en dés.
- Déposer les légumes coupés sur une plaque de cuisson.
- Ajouter l'huile d'olive et le sel et bien mélanger.
- Cuire environ 20-25 minutes, en remuant de temps en temps, jusqu'à ce que les légumes soient tendres et légèrement dorés.

Instructions pour la cuisson du poulet:

- Faites cuire le poulet mariné dans une poêle antiadhésive à feu moyen pendant environ 10 à 15 minutes, jusqu'à ce qu'il soit doré et bien cuit.
- Pressez le citron sur le poulet et mélangez bien.
- Ajoutez les légumes frits au poulet dans la poêle et mélangez bien.
- Saupoudrer le plat de persil frais haché et servir chaud.

Valeurs nutritionnelles pour une portion:

Calories: 390 kcal

protéines: 38 g

matières grasses: 16 g

Glucides: 24 g

Fibres alimentaires: 7 g

sucre: 12 g

SALADE DE LENTILLES ET LÉGUMES GRILLÉS

Ingrédients pour 1 portion:

80 g de lentilles séchées

1 carotte

1/2 poivron rouge

1/2 oignon rouge

1 cuillère à soupe d'huile d'olive extra vierge

1 cuillère à café de paprika fumé

1/2 cuillère à café de cumin en poudre

sel et poivre noir fraîchement moulu

1 cuillère à café de vinaigre de cidre

1 cuillère à café de jus de citron

1 poignée de feuilles de persil frais

Préparation:

- Mettre les lentilles dans une casserole avec 250 ml d'eau et porter à ébullition. Réduire le feu et laisser mijoter pendant environ 20-25 minutes, jusqu'à ce que les lentilles soient tendres mais encore fermes. Égoutter les lentilles et les laisser refroidir.
- Entre-temps, préparer les légumes grillés. Couper la carotte, le poivron et l'oignon en dés. Mettre les légumes dans un plat à four, assaisonner avec de l'huile d'olive extra vierge, du paprika fumé, du cumin, du sel et du poivre noir. Bien mélanger et cuire au four à 200 °C pendant environ 20-25 minutes, jusqu'à ce que les légumes soient tendres et légèrement caramélisés.
- Dans un saladier, mélanger les lentilles avec les légumes grillés. Ajouter le vinaigre de cidre, le jus de citron et une pincée de sel et de poivre. Bien mélanger et parsemer de feuilles de persil frais hachées.

Variantes pour les végétaliens, les végétariens et les personnes atteintes de la maladie cœliaque:

Pour une version végétalienne, utilisez des lentilles séchées qui n'ont pas été traitées avec des produits d'origine animale et remplacez le vinaigre de cidre par du vinaigre de vin ou du vinaigre balsamique.

Si vous souhaitez une version sans gluten, veillez à ce que les lentilles soient certifiées sans gluten.

Valeurs nutritives pour une portion:

Calories: 380 kcal

protéines: 20 g

Lipides: 11 g (dont saturés 1,5 g)

Glucides: 50 g (dont 8 g de sucre)

Fibres alimentaires: 18 g

SALADE DE SAUMON À L'AVOCAT ET AU GINGEMBRE

Ingrédients pour 2 personnes:

200 g de saumon frais

1 avocat mûr

salade mélangée (laitue, radicchio, roquette)

1/2 citron

1 cuillère à soupe de gingembre frais râpé

1 cuillère à café de moutarde de Dijon

2 cuillères à soupe d'huile d'olive extra vierge

sel et poivre noir fraîchement moulu

Pour mariner le saumon:

1 cuillère à soupe d'huile d'olive extra vierge

1 cuillère à soupe de sauce soja pauvre en sodium

1 cuillère à café de miel d'acacia

1 gousse d'ail, finement hachée

Préparation:

- Pour la marinade, mélangez l'huile d'olive, la sauce soja, le miel et l'ail dans un bol. Couper le saumon en cubes et les placer dans le saladier contenant la marinade. Couvrir et laisser mariner au moins 20 minutes au réfrigérateur.
- Dans un bol séparé, épluchez l'avocat et coupez-le en cubes. Pressez le citron sur les avocats pour éviter qu'ils ne noircissent. Ajoutez la salade mélangée et mélangez délicatement.
- Chauffer un peu d'huile d'olive dans une poêle antiadhésive et faire cuire le saumon mariné à feu moyen pendant environ 2 à 3 minutes de chaque côté, jusqu'à ce qu'il soit doré et bien cuit.
- Pour la sauce, mélanger le jus de citron, le gingembre râpé, la moutarde de Dijon et l'huile d'olive extra vierge dans un bol. Assaisonnez avec du sel et du poivre noir fraîchement moulu.
- Répartir la salade mixte et l'avocat sur des assiettes, ajouter le saumon et arrosez avec la sauce au gingembre.

Variantes:

Végétaliens : remplacez le saumon par du tofu mariné grillé ou du tempeh.

Maladie cœliaque : veillez à ce que la sauce soja soit certifiée sans gluten.

Valeurs nutritives par portion :

Calories: 401 kcal

protéines: 25 g

Matières grasses: 31 g

Glucides: 11 g

Fibres alimentaires: 8 g

SALADE DE LENTILLES, AVOCAT ET ORANGES

Ingrédients pour 2 personnes:

200 g de lentilles vertes séchées

1 avocat mûr

2 oranges

1/2 oignon rouge

1 bouquet de persil frais

1 cuillère à soupe de vinaigre de cidre

2 cuillères à soupe d'huile d'olive extra vierge

sel et poivre selon votre goût

Préparation:

- Faire tremper les lentilles dans de l'eau froide pendant au moins 4 heures, puis les rincer et les faire cuire dans une grande quantité d'eau salée pendant environ 25 à 30 minutes, jusqu'à ce qu'elles soient tendres mais pas en bouillie.
- Entre-temps, coupez l'avocat en cubes et épluche les oranges, puis coupe-les en tranches. Couper l'oignon rouge en fines tranches et hacher finement le persil.
- Dans un bol, préparez la vinaigrette avec du vinaigre de cidre, de l'huile d'olive extra vierge, du sel et du poivre.
- Après la cuisson, égoutter les lentilles et les laisser refroidir sous l'eau courante froide.
- Mélanger les lentilles avec l'avocat, les oranges, l'oignon et le persil. Assaisonner avec la vinaigrette et bien mélanger.
- Servez la salade sur deux assiettes et garnissez-la de quelques feuilles de persil frais.

Variantes:

Pour les végétaliens, vous pouvez remplacer le vinaigre de cidre par du jus de citron.

Pour les végétariens, vous pouvez agrémenter la salade de fromage de chèvre frais émietté.

Les personnes atteintes de la maladie cœliaque doivent veiller à acheter des lentilles certifiées sans gluten.

Valeurs nutritives par portion:

Calories: 415 kcal

protéines: 18 g

Matières grasses: 23 g

Glucides: 43 g

Fibres alimentaires: 16 g

Vitamine C: 150% des apports journaliers recommandés

Fer: 30% des apports journaliers recommandés

SALADE DE QUINOA AUX LÉGUMES SAUTÉS

Ingrédients pour 1 portion:

185 g de quinoa

480 ml d'eau

1 cuillère à café de sel

2 carottes de taille moyenne, épluchées et coupées en dés

1 courgette moyenne, coupée en dés

1 poivron rouge de taille moyenne, coupé en dés

1 oignon rouge de taille moyenne, coupé en fines tranches

2 cuillères à soupe d'huile d'olive extra vierge

1 cuillère à café de poudre de curcuma

1/2 cuillère à café de paprika fumé

1/4 de cuillère à café de poivre noir moulu

15 g de feuilles de persil frais hachées

le jus d'un citron

sel et poivre selon votre goût

Préparation:

- Rincer soigneusement le quinoa sous l'eau froide et le mettre dans une casserole avec l'eau et le sel. Porter à ébullition, réduire le feu et cuire à couvert pendant environ 15-20 minutes, jusqu'à ce que le quinoa soit tendre et ait absorbé toute l'eau. Éliminer l'excédent d'eau et laisser refroidir.
- Préchauffez le four à 200°C.
- Dans un saladier, mélangez les carottes, les courgettes, le poivron et l'oignon avec l'huile d'olive, le curcuma, le paprika fumé et le poivre noir. Répartir les légumes en une seule couche sur une plaque de cuisson recouverte de papier sulfurisé.
- Cuire environ 20-25 minutes, jusqu'à ce que les légumes soient tendres et légèrement dorés, les retourner à mi-cuisson.
- Dans un grand bol, mélangez le quinoa cuit et les légumes grillés, puis ajoutez le persil frais haché et le jus de citron, et assaisonnez avec du sel et du poivre.
- Bien mélanger tous les ingrédients et servir la salade chaude ou froide.

Variantes:

Cette recette est déjà végétalienne. Pour la rendre sans gluten, veillez à acheter du quinoa certifié sans gluten.

Valeurs nutritives par portion:

Calories: 280 kcal

Matières grasses: 8 g

Fibres alimentaires: 7 g

protéines: 7 g

Glucides: 46 g

sucre: 5 g

SALADE DE POIS CHICHES ET D'AVOCATS

Ingrédients pour 1 portion:

100 g de pois chiches cuits

1 avocat mûr

1/2 poivron rouge

1/2 oignon rouge

1 gousse d'ail

1 citron

1 cuillère à soupe d'huile d'olive

1 cuillère à café de poudre de curcuma

sel et poivre noir selon le goût

Persil frais selon le goût

Préparation:

- Lavez et coupez d'abord le poivron en dés et coupez l'oignon en fines tranches.
- Couper l'avocat en dés et le mettre de côté.
- Faire chauffer l'huile d'olive dans une poêle et faire revenir la gousse d'ail pendant 1 à 2 minutes, puis la retirer de la poêle.
- Ajoutez les poivrons et l'oignon et faites-les cuire 5 à 7 minutes jusqu'à ce qu'ils soient tendres.
- Ajoutez les pois chiches cuits et la poudre de curcuma dans la poêle. Laisser cuire encore 2 à 3 minutes, puis éteindre le feu et laisser refroidir.
- Mettre l'avocat coupé en dés, les pois chiches avec le poivron et l'oignon dans un grand saladier, ajouter le jus d'un citron, du sel et du poivre et bien mélanger.
- Pour finir, décorez avec un peu de persil frais et servez.

Variantes pour les végétaliens, les végétariens et les personnes atteintes de la maladie cœliaque:

Cette recette est déjà végétalienne et végétarienne.

Pour qu'il soit sans gluten, il faut utiliser des pois chiches sans gluten et s'assurer que la poudre de curcuma est sans gluten.

Guide d'achat:

Choisissez un avocat bien mûr, mais pas trop mou, sinon il se désagrège lors de la préparation.

Valeurs nutritives pour 1 portion:

Calories: 402 kcal

matières grasses: 27 g

Fibres alimentaires: 16 g

protéines: 12 g

Glucides: 35 g

sodium: 14 mg

Cette salade de pois chiches et d'avocat est riche en protéines, en fibres et en graisses saines qui maintiennent le taux de glycémie stable et réduisent les inflammations dans le corps.

SALADE DE QUINOA ET DE HARICOTS NOIRS

Ingrédients pour 1 portion:

50 g de quinoa

100 g de haricots noirs en boîte

1/2 avocat mûr

1/2 citron vert

1/4 d'oignon rouge

1/2 gousse d'ail

1 cuillère à soupe d'huile d'olive

sel et poivre selon votre goût

Persil frais selon le goût

Préparation:

- Commence par faire cuire le quinoa dans de l'eau salée selon les instructions figurant sur l'emballage. Égoutter et laisser refroidir.
- Entre-temps, hacher finement l'oignon et l'ail et les mettre dans un saladier avec les haricots égouttés.
- Ajoutez l'huile d'olive, le jus d'un demi-citron vert, du sel et du poivre et mélangez bien.
- Ajoutez le quinoa refroidi et mélangez à nouveau.
- Couper l'avocat mûr en dés et l'ajouter à la salade. Pour finir, ajouter du persil frais finement haché et servir.

Guide d'achat:

Choisissez des haricots noirs en boîte sans conservateurs et sans excès de sel. Si vous le souhaitez, vous pouvez également utiliser des haricots secs pour les faire tremper et les cuire.

Variantes:

Variante pour les végétaliens : la recette est déjà végétalienne.

Variante pour les personnes atteintes de la maladie cœliaque : veillez à acheter du quinoa sans gluten et des haricots noirs sans gluten.

Valeurs nutritives par portion:

Calories: 373 kcal

protéines: 12,5 g

graisse: 20,5 g

Glucides: 37,5 g

Fibres alimentaires: 14,5 g

sucre: 1,5 g

sodium: 237 mg

SALADE D'ÉPEAUTRE, D'AUBERGINES ET DE POIS CHICHES

Ingrédients pour 1 portion:

70 g d'épeautre perlé

1 aubergine de taille moyenne

100 g de pois chiches en boîte (rincés et égouttés)

1 cuillère à café de poudre de curcuma

1/2 cuillère à café de paprika doux en poudre

1/2 cuillère à café de cumin en poudre

sel et poivre selon votre goût

Huile d'olive selon le goût

1 gousse d'ail, hachée

Persil frais selon le goût

Jus de citron au goût

Préparation:

- Tout d'abord, faites cuire l'épeautre dans de l'eau bouillante salée pendant environ 20 à 25 minutes, jusqu'à ce qu'il soit tendre mais pas en bouillie. Égoutter et laisser refroidir.
- Entre-temps, laver l'aubergine et la couper en cubes. Les placer sur une plaque de cuisson recouverte de papier sulfurisé, les saler, les poivrer, les arroser d'un peu d'huile d'olive et les faire cuire dans un four chaud à 200°C pendant environ 20 minutes, jusqu'à ce qu'ils soient tendres et légèrement dorés.
- Dans une poêle, faire chauffer un peu d'huile d'olive et ajouter l'ail haché. Faire revenir quelques secondes, puis ajouter les pois chiches rincés et les épices (curcuma, paprika doux, cumin). Bien mélanger et laisser cuire quelques minutes, jusqu'à ce que les pois chiches soient bien assaisonnés et légèrement dorés.
- Dans un saladier, mélangez l'épeautre, les aubergines cuites et les pois chiches assaisonnés. Ajouter un filet d'huile d'olive, un peu de jus de citron, du sel et du poivre et bien mélanger. Pour finir, ajouter le persil frais haché à volonté.

Variantes:

Pour le rendre végétalien, il suffit de s'assurer que les pois chiches en boîte sont exempts d'additifs non végétaliens.

Pour qu'il convienne aux personnes atteintes de la maladie cœliaque, vérifiez la présence de gluten dans les pois chiches en boîte (ils sont généralement sans gluten, mais il est préférable de vérifier l'étiquette).

Valeurs nutritives pour 1 portion:

Calories: environ 420 kcal

protéines: 14 g

Matières grasses: 13 g

Glucides: 63 g

Fibres alimentaires: 18 g

LENTILLES, AVOCAT ET SALADE DE CAROTTES

Ingrédients pour 1 portion:

100 g de lentilles séchées

1 avocat mûr

1 carotte

1 citron

1 cuillère à soupe d'huile d'olive extra vierge

1 cuillère à café de graines de sésame

sel et poivre noir fraîchement moulu

Préparation:

- Mettre les lentilles dans une casserole avec 2 tasses d'eau et faire cuire à feu moyen pendant environ 20-25 minutes, jusqu'à ce qu'elles soient tendres mais pas boueuses. Égoutter les lentilles et les laisser refroidir.
- Entre-temps, couper l'avocat en cubes et la carotte en fines tranches.
- Mettre les lentilles dans un saladier et ajouter l'avocat et la carotte.
- Préparer la vinaigrette : Presser le citron dans un bol et ajouter l'huile d'olive extra vierge, le sel et le poivre. Bien mélanger et verser sur le saladier contenant les lentilles, l'avocat et les carottes. Remuer délicatement.
- Saupoudrer le plat de graines de sésame.

Variantes:

Pour les végétaliens et les végétariens : cette recette est déjà végétalienne et végétarienne.

Pour les personnes atteintes de la maladie cœliaque : veillez à ce que les lentilles soient certifiées sans gluten.

Valeurs nutritionnelles pour une portion:

Calorie: 427 kcal

protéines: 21 g

Lipides: 25 g (saturés: 3 g, monoinsaturés: 16 g, polyinsaturés: 4 g)

Glucide: 36 g (dont sucre: 5 g)

Fibres alimentaires: 20 g

sodium: 194 mg

Cette salade de lentilles, d'avocat et de carottes est un repas complet et équilibré qui contient une bonne quantité de protéines, de fibres et de bonnes graisses. Les lentilles sont une excellente source de protéines végétales, tandis que l'avocat fournit des graisses monoinsaturées et des fibres. Les carottes ajoutent une note sucrée au plat et sont une source supplémentaire de fibres. Les graines de sésame apportent du croquant et un goût légèrement grillé.

SOUPE DE POIS CHICHES ET DE LÉGUMES

Ingrédients pour 1 portion:

100 g de pois chiches séchés

1 carotte

1 céleri à côtes

1 oignon

1 gousse d'ail

400ml de bouillon de légumes

1 cuillère à soupe d'huile d'olive extra vierge

1 cuillère à café de curcuma

1 cuillère à café de cumin

sel et poivre selon votre goût

Persil frais selon le goût

Préparation:

- Faire tremper les pois chiches dans de l'eau froide pendant au moins 8 heures. Les égoutter et les rincer sous l'eau courante.
- Emincer la carotte, le céleri, l'oignon et l'ail.
- Dans une grande casserole, faire chauffer l'huile d'olive extra vierge et ajouter les légumes hachés. Faites cuire à feu moyen pendant 5 minutes, en remuant souvent.
- Ajoutez les pois chiches, le curcuma et le cumin. Bien mélanger et laisser cuire encore 2 minutes.
- Mouiller avec le bouillon de légumes et porter à ébullition.
- Baisser le feu, couvrir la casserole et laisser cuire pendant environ une heure, jusqu'à ce que les pois chiches soient tendres. En fin de cuisson, saler et poivrer.
- Servir la soupe chaude et la garnir de persil fraîchement haché.

Variantes:

Pour rendre la soupe végétalienne, utilisez du bouillon de légumes au lieu du bouillon de viande.

Pour le rendre végétarien, ajoutez du fromage râpé à la fin de la cuisson.

Si vous souhaitez le préparer sans gluten, veillez à ce que le bouillon de légumes soit sans gluten et n'ajoutez pas de croûtons de pain comme garniture.

Valeurs nutritionnelles pour une portion:

Calories: 352 kcal

protéines: 17 g

Matières grasses: 8 g

Glucides: 55 g

Fibres alimentaires: 16 g

sodium: 677 mg

Conseils de préparation:

N'oubliez pas de faire tremper les pois chiches dans l'eau froide pendant au moins 8 heures avant de les utiliser.

SAUMON GRILLÉ AVEC LÉGUMES ET RIZ BRUN

Ingrédients pour 1 portion:

1 filet de saumon frais (env. 150 g)

1/2 courgette

1/2 poivron rouge

1/2 oignon rouge

1 gousse d'ail

(facultatif)

100 g de riz brun

240 ml d'eau

1 cuillère à soupe d'huile d'olive extra vierge

sel et poivre noir fraîchement moulu

persil frais

Préparation:

- Préparez d'abord le riz brun. Rincez le riz à l'eau froide et mettez-le dans une casserole avec 1 tasse d'eau et une pincée de sel. Portez à ébullition, puis réduisez le feu et mettez un couvercle. Laissez cuire environ 30 à 40 minutes, jusqu'à ce que le riz soit tendre et que l'eau soit complètement absorbée.
- Entre-temps, laver la courgette, le poivron et l'oignon et les couper en dés. Hacher finement une gousse d'ail.
- Chauffer une poêle antiadhésive à feu moyen-élevé. Versez-y une cuillère à soupe d'huile d'olive extra vierge et faites-y revenir l'ail pendant quelques secondes. Ajoutez les légumes et faites-les cuire pendant 5 à 7 minutes environ, jusqu'à ce qu'ils soient tendres mais pas trop cuits. Assaisonnez avec du sel et du poivre. Si vous le souhaitez, vous pouvez ajouter un peu de persil frais haché à la fin.
- Entre-temps, préchauffez le barbecue. Badigeonnez le filet de saumon d'un peu d'huile d'olive extra vierge et placez-le sur le gril chaud. Faites cuire environ 3 à 5 minutes de chaque côté, jusqu'à ce que le saumon soit doré et bien cuit.
- Dès que le saumon est cuit, retirez-le du barbecue et servez-le avec les légumes et le riz brun.

Variantes:

Pour les végétaliens/végétariens : vous pouvez remplacer le saumon par du tofu grillé ou un mélange de champignons et de tempeh.

Valeurs nutritives pour 1 portion:

Calories: 542 kcal

Glucides: 49 g

Fibres alimentaires: 8 g

matières grasses: 21 g

protéines: 40 g

FILET DE SAUMON ET LÉGUMES SAUTÉS

Ingrédients pour 1 portion:

1 filet de saumon frais (150-200 g)

1/2 courgette

1/2 poivron rouge

1/2 oignon rouge

1 gousse d'ail

1 cuillère à café d'huile d'olive extra vierge

sel et poivre noir fraîchement moulu

le jus d'un 1/2 citron

Pour la marinade:

1 cuillère à café de miel

1/2 cuillère à café de poudre de curcuma

1/2 cuillère à café de paprika fumé

1/2 cuillère à café de poudre de chili

1/2 cuillère à café de sel

Préparation:

- Dans un petit bol, mélangez le miel, le curcuma, le paprika, le piment et le sel. Répartir uniformément le mélange d'épices sur la surface du filet de saumon et le laisser mariner pendant environ 20 à 30 minutes.
- Préchauffe le four à 200°C. Couper la courgette, le poivron et l'oignon en petits dés et hacher l'ail.
- Mettre les légumes hachés dans un plat allant au four et ajouter l'ail haché, l'huile d'olive, le sel et le poivre noir. Mélangez bien les légumes pour qu'ils soient uniformément recouverts par l'huile et les épices.
- Retirer le saumon de la marinade et le placer sur la plaque de cuisson à côté des légumes. Pressez le jus de citron sur le saumon.
- Faites cuire la poêle pendant environ 15-20 minutes, jusqu'à ce que le saumon soit cuit et que les légumes soient tendres et légèrement dorés.
- Servez le saumon et les légumes chauds et garnissez à volonté avec un peu de persil frais.

Variantes:

Pour les végétaliens, remplacez le filet de saumon par un morceau de tofu ou de tempeh et appliquez le même procédé de marinade et de cuisson.

Valeurs nutritives par portion:

Calories: environ 350 kcal

protéines: environ 30 g

Glucides: env. 20 g

graisse: environ 18 g

Fibres alimentaires: env. 5 g

Vitamine C: environ 90% des besoins quotidiens

POULET AU CITRON AVEC ASPERGES ET PATATES DOUCES

Ingrédients pour 1 portion:

1 blanc de poulet

1 citron

100 g d'asperges

100 g de patates douces

1 cuillère à soupe d'huile d'olive extra vierge

sel et poivre noir fraîchement moulu

Préparation:

- Coupez le blanc de poulet en cubes. Pressez le citron et faites mariner le poulet dans le jus pendant environ 10 minutes.
- Entre-temps, laver les asperges et les couper en morceaux d'environ 5 cm de long et éplucher les patates douces et les couper en dés.
- Dans une poêle antiadhésive, faire chauffer de l'huile d'olive extra vierge à feu moyen. Ajoutez le poulet mariné et faites-le cuire pendant 5 à 7 minutes jusqu'à ce qu'il soit doré. Retirer le poulet de la poêle et le mettre de côté.
- Mettre les asperges et les patates douces dans la même poêle et faire cuire à feu moyen pendant environ 10-12 minutes, jusqu'à ce que les patates douces soient tendres. Saler et poivrer.
- Remettre le poulet dans la poêle et le faire cuire avec les asperges et les patates douces pendant environ 2 à 3 minutes, jusqu'à ce que le poulet soit bien cuit.
- Servir chaud et garnir de quartiers de citron.

Variantes:

Pour les végétaliens : remplacez le blanc de poulet par du tofu ou du tempeh et supprimez le beurre lors de la préparation.

Pour les personnes atteintes de la maladie cœliaque : veillez à ce que les ingrédients soient exempts de gluten.

Guide d'achat:

Choisissez des poulets bio et de plein air pour garantir la qualité de la viande. Choisissez des patates douces de taille uniforme et des asperges fraîches et croquantes.

Valeurs nutritives par portion:

Calories: 452 kcal

protéines: 36 g

matières grasses: 16 g

Glucides: 40 g

Fibres alimentaires: 10g

POULET AUX HERBES AVEC SALADE DE LÉGUMES VARIÉS

Ingrédients pour 1 portion:

120 g de blanc de poulet

1 cuillère à café d'herbes mélangées (romarin, thym, origan, basilic)

1 cuillère à soupe d'huile d'olive extra vierge

1/2 citron

1 gousse d'ail

sel et poivre noir selon le goût

100 g de salade mixte (laitue, roquette, carottes, tomates cerises, concombres)

1 cuillère à café de graines de courge

1 cuillère à café de graines de tournesol

1 cuillère à café de graines de lin

1 cuillère à café de vinaigre de cidre

1 cuillère à café de moutarde de Dijon

1 cuillère à café de miel

Préparation:

- Préchauffez le four à 200°C.
- Dans un bol, mélangez les herbes avec l'huile d'olive extra-vierge et le jus d'un demi-citron. Ajoutez le blanc de poulet et faites-le tourner dans la marinade pour qu'il soit uniformément recouvert.
- Placez les blancs de poulet sur une plaque de cuisson recouverte de papier sulfurisé, ajoutez la gousse d'ail écrasée et faites cuire pendant environ 20 à 25 minutes, jusqu'à ce que le poulet soit cuit et doré.
- Entre-temps, préparez la salade de légumes mélangée. Dans un saladier, mélanger le vinaigre de cidre, la moutarde de Dijon, le miel et le jus d'un demi-citron pour obtenir une vinaigrette.
- Ajoutez la salade mélangée à la vinaigrette et mélangez bien.
- Ajoutez les graines de courge, les graines de tournesol et les graines de lin à la salade et mélangez à nouveau.
- Dès que le poulet est cuit, retirez-le du four et laissez-le reposer quelques minutes.
- Couper le poulet en tranches et le dresser sur une assiette avec la salade de légumes mélangés.

Valeurs nutritives pour 1 portion:

Calories: environ 400 kcal

protéines: environ 30 g

graisse: environ 20 g

Glucides: env. 20 g

AUBERGINES CUITES AU FOUR AVEC TOMATES CERISES ET FROMAGE MOZZARELLA

Ingrédients pour 1 portion:

1 aubergine de taille moyenne

150 g de tomates cerises

50 g de mozzarella de bufflonne

1 gousse d'ail

1 cuillère à café d'origan séché

Huile d'olive extra vierge au goût

sel et poivre selon votre goût

Préparation:

- Couper l'aubergine en tranches d'environ 1 cm d'épaisseur et les placer sur une plaque de cuisson recouverte de papier sulfurisé.
- Arroser les aubergines d'un peu d'huile d'olive extra vierge et saler légèrement.
- Cuire à four chaud à 200°C pendant 20 minutes ou jusqu'à ce que les aubergines soient tendres.
- Entre-temps, couper les tomates cerises en deux et hacher la gousse d'ail.
- Dans une poêle avec un peu d'huile d'olive extra vierge, faire revenir l'ail.
- Ajouter les tomates cerises et une pincée de sel et de poivre. Faites cuire pendant environ 10 minutes, jusqu'à ce que les tomates cerises se défassent.
- Couper la mozzarella en cubes.
- Lorsque les aubergines sont cuites, retirez-les du four et répartissez les tomates cerises dessus.
- Ajoutez la mozzarella coupée en dés et saupoudrez d'origan séché.
- Remettez les aubergines au four et faites-les cuire encore 10 à 15 minutes, jusqu'à ce que la mozzarella soit filandreuse et dorée.

Variantes pour les végétaliens et les personnes atteintes de la maladie cœliaque:

Pour une version végétalienne, remplacez la mozzarella par un fromage végétalien.

Guide d'achat:

Choisissez des aubergines fraîches avec une peau lisse et immaculée. Choisissez des tomates cerises mûres et fermes. Choisissez de la mozzarella de bufflonne fraîche et de qualité.

Valeurs nutritives pour 1 portion:

Calories: 365 kcal

protéines: 18 g

matières grasses: 23 g

Glucides: 25 g

Fibres alimentaires: 10 g

SOUPE DE POTIRON ET LENTILLES

Ingrédients (pour 4 portions):

1 kg de potiron coupé en dés

200 g de lentilles séchées

1 oignon, coupé en dés

2 gousses d'ail, hachées

1 piment rouge fraîchement haché

1 cuillère à soupe d'huile d'olive

1 cuillère à café de poudre de curcuma

1 cuillère à café de gingembre en poudre

1 litre de bouillon de légumes

sel et poivre noir fraîchement moulu

Persil haché pour décorer

Préparation:

- Dans une grande casserole, faire chauffer l'huile d'olive à feu moyen et ajouter l'oignon, l'ail et le piment. Faites cuire pendant 2 à 3 minutes jusqu'à ce que l'oignon devienne translucide.
- Ajoutez la courge coupée en dés et les lentilles séchées et remuez pour assaisonner.
- Ajoutez le curcuma et le gingembre en poudre, puis mélangez bien et répartissez les épices.
- Ajoutez le bouillon de légumes et portez à ébullition.
- Réduisez le feu et faites cuire pendant 25 à 30 minutes, jusqu'à ce que le potiron et les lentilles soient tendres.
- Réduire la soupe en purée à l'aide d'un mixeur-plongeur jusqu'à ce qu'elle devienne crémeuse et veloutée.
- Assaisonnez avec du sel et du poivre noir fraîchement moulu.
- Servir chaud et garnir de persil haché.

Conseils pour l'achat et la préparation:

- Choisissez une courge au goût sucré et intense, par exemple la courge violina.
- Pour le bouillon de légumes, vous pouvez utiliser un cube de bouillon de légumes ou le préparer à la maison avec des légumes comme les carottes, le céleri, les oignons et le persil.
- Pour rendre la soupe plus crémeuse, on peut ajouter un peu de lait de coco.

Valeurs nutritives par portion:

Calories: 258 kcal

protéines: 13 g

graisse: 4 g

Glucides: 46 g

Fibres alimentaires: 16 g

Vitamine A: 334% de l'apport journalier recommandé

Vitamine C: 51% de l'apport journalier recommandé

Fer: 6,5 mg (36% de l'apport journalier recommandé)

RIZ BRUN AUX COURGETTES ET AU CURCUMA

Ingrédients pour 1 portion:

80 g de riz brun

1 petite courgette

1/2 oignon rouge

1/2 cuillère à café de poudre de curcuma

1 cuillère à café d'huile d'olive extra vierge

sel et poivre selon votre goût

Quantité d'eau suffisante pour la cuisson du riz

Préparation:

- Commencer par faire cuire le riz brun dans une grande quantité d'eau salée pendant environ 35-40 minutes, jusqu'à ce qu'il soit tendre mais pas trop cuit. Égouttez-le et mettez-le de côté.
- Couper les courgettes en petits cubes et l'oignon rouge en fines tranches.
- Dans une poêle antiadhésive, faire chauffer l'huile d'olive extra vierge et ajouter les oignons rouges. Faites-les dorer à feu moyen pendant 2 à 3 minutes.
- Ajoutez les courgettes coupées en dés et faites-les cuire pendant 5 à 7 minutes, jusqu'à ce qu'elles soient tendres et légèrement dorées.
- Ajouter la poudre de curcuma et bien mélanger, en veillant à ne pas brûler l'épice. Assaisonner avec du sel et du poivre.
- Ajoutez le riz brun dans la poêle avec les courgettes et mélangez bien le tout.
- Si nécessaire, ajouter un peu d'eau pour assouplir le riz et laisser cuire encore 2 à 3 minutes.

Variantes pour les végétaliens, les végétariens et les personnes atteintes de la maladie cœliaque:

Pour une version végétalienne, remplacez l'huile d'olive extra vierge par de l'huile de noix de coco ou de tournesol.

Pour une version végétarienne, vous pouvez ajouter des cubes de feta ou de fromage de chèvre.

Pour une version sans gluten, remplacez le riz brun par du riz basmati ou noir, qui sont tous deux sans gluten.

Valeurs nutritives par portion:

Calories: environ 300 kcal

protéines: 7 g

matières grasses: 7 g

Glucides: 52 g

Fibres alimentaires: 6 g

sodium: 120 mg

Guide d'achat:

Veillez à acheter du curcuma de qualité supérieure, de préférence issu de l'agriculture biologique et certifié.

RISOTTO AU SAFRAN ET LÉGUMES GRILLÉS

Ingrédients pour 1 portion:

80 g de riz brun

200 ml de bouillon de légumes

1/2 oignon

1 gousse d'ail

1/2 cuillère à café de safran

1/2 courgette

1/2 poivron rouge

1/2 aubergine

Huile d'olive extra vierge

sel et poivre noir selon le goût

persil frais selon le goût

Pour la préparation du bouillon de légumes:

- Vous pouvez utiliser vos légumes préférés, par exemple les carottes, le céleri, les oignons, les courgettes et le persil. Il vous suffit de laver et de couper les légumes en gros morceaux et de les faire cuire pendant environ une heure dans une grande quantité d'eau.

Pour la préparation du risotto:

- Commencer par hacher finement un demi-oignon et une gousse d'ail et les faire revenir dans une poêle avec un peu d'huile d'olive extra vierge.
- Ajoutez le riz brun et faites-le griller quelques minutes en remuant constamment.
- Ajouter une louche de bouillon chaud à chaque fois et remuer jusqu'à ce qu'il soit complètement absorbé. Rajouter du bouillon jusqu'à ce que le riz soit cuit (30-35 minutes).
- Entre-temps, faire griller les légumes coupés en dés dans une poêle avec un peu d'huile d'olive extra vierge jusqu'à ce qu'ils soient dorés et tendres.
- Dès que les légumes sont cuits, les ajouter au risotto avec une demi-cuillère à café de safran et bien mélanger.
- Assaisonnez avec du sel et du poivre noir et faites cuire encore 5 à 10 minutes.
- Servir le risotto chaud et le garnir de quelques feuilles de persil frais.

Variante végétalienne:

Remplacez le bouillon de légumes par du bouillon de légumes fait maison et veillez à ce que tous les ingrédients utilisés soient végétaliens.

Valeurs nutritives pour 1 portion:

Calories: 345 kcal

Glucides: 60 g

Fibres alimentaires: 7 g

protéines: 9 g

matières grasses: 7 g

sodium: 496 mg

PÂTES COMPLÈTES AUX LÉGUMES ET PESTO D'AVOCAT

Ingrédients pour 1 portion:

75 g de pâtes au blé complet

1/2 avocat mûr

1 cuillère à soupe de noix hachées

1/2 gousse d'ail

1/2 citron (seulement le jus)

1/2 cuillère à café de poudre de curcuma

1 courgette

1 carotte

1 cuillère à soupe d'huile d'olive

Sel et poivre noir fraîchement moulu selon le goût

Préparation:

- Laver d'abord les courgettes et la carotte et les couper en dés.
- Dans une poêle, faire chauffer une cuillère à soupe d'huile d'olive et ajouter les légumes. Faire cuire pendant environ 5 à 7 minutes, jusqu'à ce qu'ils soient tendres. Ajouter un peu d'eau si nécessaire.
- Entre-temps, faire cuire les pâtes complètes dans une grande quantité d'eau salée selon les instructions figurant sur l'emballage.
- Pour le pesto d'avocat, épluchez l'avocat et retirez le noyau. Le mettre dans un mixeur avec les noix, une demi-gousse d'ail, le jus d'un demi-citron et le curcuma. Réduisez en purée jusqu'à ce que le mélange soit lisse.
- Égoutter les pâtes et les mélanger avec le pesto d'avocat et les légumes. Assaisonnez avec du sel et du poivre.

Variantes:

Pour rendre la recette végétalienne, remplacez le miel par du sirop d'érable ou d'agave.

Les personnes atteintes de la maladie cœliaque doivent veiller à ce que les pâtes complètes utilisées soient exemptes de gluten.

Valeurs nutritives pour 1 portion:

Calories: 472 kcal

protéines: 13 g

graisse: 29 g

Glucides: 49 g

Fibres alimentaires: 13 g

sucre: 6 g

sodium: 76 mg

HARICOTS À LA TEXANE AVEC GUACAMOLE

Ingrédients pour 1 portion:

150 g de haricots noirs en boîte, égouttés et rincés

50 g de maïs doux en boîte, égoutté et rincé

50 g de tomates pelées et coupées en dés

1/2 oignon, coupé en petits dés

1 gousse d'ail, finement hachée

1/4 de cuillère à café de cumin en poudre

1/4 de cuillère à café de paprika fumé

1/4 de cuillère à café d'origan séché

1 pincée de sel marin complet

1/4 d'avocat mûr

1/4 de citron vert, pressé

1/4 de cuillère à café de sel marin complet

1/2 gousse d'ail, finement hachée

Piment frais selon le goût

1 cuillère à soupe de coriandre fraîche hachée

Préparation:

- Dans une poêle antiadhésive, faire revenir l'oignon et l'ail avec un peu d'huile d'olive jusqu'à ce qu'ils soient dorés.
- Ajoutez les haricots, le maïs, les tomates pelées, les épices et le sel de mer. Bien mélanger et faire cuire à feu moyen-doux pendant 5 à 10 minutes, jusqu'à ce que le mélange soit chaud.
- Entre-temps, préparer le guacamole : Écraser la chair d'avocat à la fourchette, ajouter le jus de citron vert, le sel marin, l'ail haché, le piment selon le goût et la coriandre fraîche hachée. Bien mélanger jusqu'à ce que le mélange soit lisse.
- Servir les haricots chauds avec le guacamole.

Variantes pour les végétaliens, les végétariens et les personnes atteintes de la maladie cœliaque:

La recette est déjà végétalienne et végétarienne.

Valeurs nutritives pour 1 portion:

Calories: 422 kcal

protéines: 17 g

Lipides: 16 g (dont acides gras saturés 2 g)

Glucides: 57 g (dont sucre 5 g)

Fibres alimentaires: 21 g

sodium: 914 mg

SALADE DE HARICOTS VERTS ET DE POULET GRILLÉ

Ingrédients pour 1 portion:

100 g de haricots verts

100 g de blanc de poulet

1 cuillère à soupe d'huile d'olive extra vierge

1/2 citron

sel et poivre selon votre goût

1 gousse d'ail

1 cuillère à café de thym frais

Préparation:

- Laver d'abord les haricots verts, enlever les extrémités et les couper en morceaux d'environ 4 cm. Les faire cuire dans de l'eau bouillante salée pendant environ 6 à 8 minutes, jusqu'à ce qu'ils soient tendres mais encore croquants. Égoutter et laisser refroidir sous l'eau froide courante pour arrêter la cuisson.
- Entre-temps, préparer les poitrines de poulet : Frotter la viande avec de l'huile d'olive extra vierge, du jus de citron, de l'ail haché, du sel, du poivre et du thym frais. Laisser mariner environ 10-15 minutes.
- Allumez le barbecue et faites griller les poitrines de poulet pendant environ 6 à 8 minutes de chaque côté ou jusqu'à ce qu'elles soient bien cuites.
- Après la cuisson, laisser reposer les poitrines de poulet quelques minutes avant de les couper en cubes.
- Dans un saladier, mélangez les haricots verts refroidis et les cubes de poulet grillés. Assaisonnez avec un filet d'huile d'olive extra-vierge, du sel et du poivre et mélangez bien.
- Servez la salade de haricots verts grillés et de poulet décorée de quelques feuilles de thym frais.

Valeurs nutritives pour 1 portion:

Calories: 280 kcal

protéines: 28 g

matières grasses: 14 g

Glucides: 12 g

Fibres alimentaires: 5 g

Conseils de préparation:

Pour éviter de trop cuire les haricots verts, vérifiez souvent le temps de cuisson et égouttez les haricots dès qu'ils sont prêts. Pour que la poitrine de poulet soit parfaitement grillée, assurez-vous que le barbecue est chaud avant de commencer à griller et ne retournez pas la poitrine de poulet trop souvent.

FILET DE SAUMON AUX ÉPINARDS ET PATATES DOUCES

Ingrédients pour 1 portion:

1 filet de saumon frais (120-150 g)

1 patate douce de taille moyenne

2 poignées d'épinards frais

1 gousse d'ail

1/2 citron

1 cuillère à soupe d'huile d'olive extra vierge

sel et poivre noir selon le goût

Préparation:

- Épluchez la patate douce et coupez-la en cubes d'environ 2 cm. Les mettre dans une casserole d'eau salée et les faire cuire pendant environ 15 minutes, jusqu'à ce qu'elles soient tendres mais pas boueuses.
- Dans une poêle antiadhésive, faire chauffer l'huile d'olive et la gousse d'ail écrasée. Déposez-y le filet de saumon, côté peau vers le bas, et faites-le cuire à feu moyen-élevé pendant 4 à 5 minutes, jusqu'à ce que la peau soit croustillante et dorée. Retournez-le à l'aide d'une spatule et faites-le cuire encore 2 à 3 minutes de l'autre côté, jusqu'à ce que la peau soit cuite, mais encore tendre à l'intérieur.
- Mettre les épinards frais dans la même casserole avec le jus d'un demi-citron. Faites-les cuire quelques minutes jusqu'à ce qu'ils soient fanés, mais encore croquants.
- Égoutter les patates douces et les disposer au fond d'un plat de service. Déposez le filet de saumon dessus, avec les épinards sur la peau croustillante. Assaisonnez avec une pincée de sel et de poivre noir et servez immédiatement.

Variantes pour les végétaliens et les végétariens:

Pour une version végétarienne, vous pouvez remplacer le saumon par un burger de quinoa ou du tofu grillé.

Guide d'achat:

Choisissez du saumon frais avec une peau lisse et sans taches brunes. Les épinards doivent être d'un vert profond, avec des feuilles croquantes et sans taches.

Valeurs nutritives pour 1 portion:

Calories: 400 kcal

protéines: 27 g

graisse: 17 g

Glucides: 34 g

Fibres alimentaires: 6 g

Cette recette est riche en protéines et en glucides complexes, tandis que les épinards et les patates douces apportent une multitude de vitamines et de minéraux essentiels. Le saumon est une source d'acides gras oméga-3, connus pour leur effet anti-inflammatoire sur l'organisme. De plus, cette recette est très simple et rapide à préparer.

FILET DE LOUP DE MER AU THYM ET AU CITRON

Ingrédients pour 1 portion:

1 filet de bar frais (env. 150 g)

1 cuillère à soupe d'huile d'olive extra vierge

1 gousse d'ail, hachée

1 branche de thym frais

1/2 citron bio, zeste râpé et jus

Sel et poivre noir fraîchement moulu selon les goûts.

Préparation:

- Préchauffez le four à 200°C.
- Dans une poêle antiadhésive, faire chauffer l'huile d'olive et l'ail à feu moyen jusqu'à ce que l'ail soit doré et parfumé, environ 1 à 2 minutes.
- Déposer le filet de bar dans la poêle, côté peau vers le bas, et le faire cuire 2 à 3 minutes.
- Ajoutez le thym et le zeste de citron râpé sur le filet et faites cuire encore 2 à 3 minutes, jusqu'à ce que le poisson devienne opaque et se détache facilement avec une fourchette.
- Presser le jus de citron sur le poisson, saler et poivrer.
- Déposer le filet de bar sur une plaque de cuisson recouverte de papier sulfurisé et le faire cuire dans le four préchauffé pendant 5 à 7 minutes supplémentaires, jusqu'à ce que le dessus soit doré et croustillant.

Variantes:

Variante pour les végétaliens : remplacez le filet de bar par un bloc de tofu pressé et coupé en dés.

Variante pour les végétariens : la recette est la même, sauf que le filet de bar est remplacé par une portion de riz basmati ou de quinoa cuit à la vapeur.

Variante pour les personnes atteintes de la maladie cœliaque : veillez à ce que les ingrédients soient sans gluten.

Valeurs nutritives pour 1 portion:

Calories: 256 kcal

protéines: 27 g

matières grasses: 14 g

Glucides: 4 g

Fibres alimentaires: 1 g

sucre: 1 g

sodium: 99 mg

DAURADE CUITE AU FOUR

Ingrédients pour 1 portion:

1 filet de daurade (env. 150 g)

1 citron bio

1 gousse d'ail

1 branche de romarin

1 branche de thym

sel et poivre noir selon le goût

1 cuillère à soupe d'huile d'olive extra vierge

Accompagner:

1 carotte de taille moyenne

1 courgette

1 poivron rouge

1 petit oignon rouge

1 cuillère à soupe d'huile d'olive extra vierge

sel et poivre noir selon le goût

Préparation:

- Préchauffez le four à 180°C.
- Lavez et séchez les légumes. Couper les carottes et les courgettes en fins bâtonnets, les poivrons en morceaux et l'oignon en tranches.
- Mettre les légumes dans un plat allant au four, ajouter l'huile, le sel et le poivre et bien mélanger.
- Lavez le filet de daurade et séchez-le avec du papier absorbant. Couper le citron en fines tranches.
- Disposer le filet de daurade sur les légumes, ajouter la gousse d'ail épluchée, le romarin et le thym. Déposer les tranches de citron sur le filet.
- Assaisonnez avec du sel, du poivre et une cuillère à soupe d'huile d'olive extra vierge.
- Cuire la poêle au four pendant environ 20-25 minutes, jusqu'à ce que le poisson soit cuit.
- Servir chaud avec les légumes.

Valeurs nutritives (par portion):

Calories: environ 300 kcal

protéines: environ 30 g

Matière grasse: env. 12 g

Glucides: env. 20 g

Fibres alimentaires: env. 7 g

Vitamine A: environ 90% des AJR

Vitamine C: environ 200% des AJR

Calcium: environ 10% des AJR

Fer: environ 20% des AJR

POULET AU CURCUMA ET POIS CHICHES

Ingrédients pour 1 portion:

150 g de poitrine de poulet sans peau

100 g de pois chiches cuits

1/2 cuillère à café de poudre de curcuma

1/2 cuillère à café de paprika

1/4 de cuillère à café de cumin en poudre

1 gousse d'ail

1 cuillère à soupe d'huile d'olive

sel et poivre selon votre goût

persil frais pour décorer

Préparation:

- Couper le blanc de poulet en cubes et le mettre dans un bol. Ajoutez le curcuma, le paprika, le cumin, l'ail haché, le sel et le poivre et mélangez bien.
- Dans une poêle, faire chauffer l'huile d'olive à feu moyen-élevé et ajouter le poulet. Faites cuire pendant 5 à 7 minutes, jusqu'à ce que le poulet soit doré et cuit.
- Ajouter les pois chiches dans la poêle et bien les mélanger avec le poulet. Faire cuire encore 2 à 3 minutes, jusqu'à ce que les pois chiches soient bien cuits.
- Retirer du feu et garnir de persil frais.

Variantes:

Ajoutez des légumes comme des poivrons ou des courgettes coupés en dés dans la poêle avec le poulet.

Remplacez les pois chiches par des haricots noirs ou des haricots cannellini.

Servez-le avec une portion de riz basmati ou de quinoa pour un repas complet.

Conseils de préparation:

N'abusez pas des épices pour ne pas masquer le goût du poulet et des pois chiches.

Remuez souvent le poulet pendant la cuisson pour qu'il ne colle pas à la poêle.

Valeurs nutritionnelles:

Calories: 400 kcal

protéines: 40 g

matières grasses: 15 g

Glucides: 25 g

Fibres alimentaires: 8 g

SALADE DE BROCOLIS AUX AMANDES ET RAISINS SECS

Ingrédients pour 1 portion:

70 g de brocoli frais

35 g d'amandes

35 g de raisins secs

40 g d'oignon rouge, finement haché

2 cuillères à soupe d'huile d'olive

2 cuillères à soupe de vinaigre de cidre

sel et poivre selon votre goût

Préparation:

- Commencez par nettoyer le brocoli et retirez les parties dures et les feuilles extérieures. Coupez le brocoli en petits morceaux et mettez-le dans une casserole d'eau bouillante pendant 2-3 minutes.
- Égoutter les brocolis et les mettre dans un bol d'eau et de glace pour qu'ils ne cuisent plus et conservent leur couleur vert vif.
- Faites griller les amandes dans une poêle pendant 3-4 minutes à feu moyen. Retirer du feu et laisser refroidir.
- Dans un saladier, préparer la vinaigrette avec l'huile d'olive, le vinaigre de cidre, le sel et le poivre.
- Ajoutez les brocolis égouttés dans le saladier contenant la vinaigrette. Ajouter les amandes grillées, les raisins secs et les oignons rouges. Remuer délicatement.
- Servir en salade froide ou à température ambiante.

Variantes:

Pour une version végétarienne, vous pouvez ajouter des cubes de feta ou de fromage pecorino.

Pour une version sans gluten, assurez-vous que les raisins secs ne contiennent pas de farine ou d'amidon.

Guide d'achat:

Choisissez des brocolis frais avec des fleurs d'un vert profond, sans parties jaunes ou brunes.

Achetez des amandes entières et faites-les griller fraîchement chez vous pour préserver leur arôme et leur goût.

Choisissez des sultanines sans sucre ajouté ni conservateurs.

Valeurs nutritives pour 1 portion:

Calories: 412 kcal

Glucides: 35 g

Fibres alimentaires: 9 g

graisse: 29 g

protéines: 9 g

sucre: 21 g

ARTICHAUTS FARCIS AU QUINOA ET AUX LÉGUMES

Ingrédients pour 1 portion:

1 artichaut frais

85 g de quinoa

60 g de légumes mélangés (p. ex. courgettes, carottes, poivrons)

1/4 d'oignon, coupé en dés

1 gousse d'ail, hachée

1 cuillère à soupe d'huile d'olive extra vierge

1 cuillère à soupe de jus de citron

1/4 de cuillère à café de poudre de curcuma

Sel et poivre noir fraîchement moulu selon le goût

120 ml de bouillon de légumes

Préparation:

- Préparer les artichauts : Bien laver les artichauts sous l'eau courante et couper la partie supérieure, enlever les feuilles extérieures et la partie la plus dure de la tige.
- À l'aide d'une cuillère, retirer délicatement la "barbe" intérieure des artichauts, en veillant à ne pas endommager le cœur.
- Dans une grande poêle, faire revenir l'oignon et l'ail hachés dans de l'huile d'olive extra vierge à feu moyen jusqu'à ce qu'ils soient tendres et dorés.
- Ajoutez les légumes coupés en dés et faites-les cuire pendant 5 à 7 minutes environ, jusqu'à ce qu'ils soient tendres.
- Ajoutez le quinoa et la poudre de curcuma et mélangez bien.
- Ajoutez le bouillon de légumes et portez à ébullition. Réduire ensuite le feu et laisser mijoter à couvert pendant environ 15-20 minutes, jusqu'à ce que le quinoa soit cuit et le liquide absorbé.
- Assaisonnez avec du jus de citron, du sel, curcuma et du poivre noir fraîchement moulu.
- Remplir les artichauts avec la farce de quinoa et de légumes et les placer dans un plat allant au four.
- Verser un peu de bouillon de légumes au fond de la poêle et couvrir d'une feuille d'aluminium.
- Cuire au four préchauffé à 180 °C pendant environ 45-50 minutes, jusqu'à ce que les artichauts soient tendres.
- Servir les artichauts farcis de quinoa et de légumes chauds.

Valeurs nutritives (par portion):

Calories: 380 kcal

protéines: 12 g

Fibres alimentaires: 15 g

matières grasses: 15 g

Glucides: 53 g

SALADE D'HERBES ET DE QUINOA

Ingrédients pour 1 portion:

70 g de chou vert finement coupé

100 g de quinoa cuit

25 g d'amandes râpées

35 g de raisins secs

1 cuillère à soupe d'huile d'olive

1 cuillère à soupe de vinaigre de cidre

1 cuillère à café de moutarde de Dijon

sel et poivre selon votre goût

Préparation:

- Commencer par faire chauffer l'huile d'olive dans une poêle et ajouter le chou coupé. Faites cuire pendant 3 à 5 minutes, jusqu'à ce que le chou devienne légèrement tendre.
- Dans un bol, mélangez le quinoa cuit, les amandes effilées et les raisins secs.
- Préparez la vinaigrette en mélangeant l'huile d'olive, le vinaigre de cidre, la moutarde de Dijon, le sel et le poivre.
- Incorporer le chou au mélange de quinoa et ajouter la vinaigrette.
- Bien mélanger et servir.

Variantes pour les végétaliens, les végétariens et les personnes atteintes de la maladie cœliaque:

Cette recette est déjà végétalienne et végétarienne. Pour une version sans gluten, il faut s'assurer que le quinoa utilisé est certifié sans gluten.

Guide d'achat:

Choisissez un chou vert frais et croquant qui ne présente pas de taches. Pour le quinoa, il est recommandé d'acheter une variété bio et de s'assurer qu'elle est sans gluten.

Valeurs nutritionnelles:

Calories: 437 kcal

protéines: 12 g

matières grasses: 21 g

Glucides: 56 g

Fibres alimentaires: 10 g

La salade de chou vert et de quinoa est un excellent repas de midi anti-inflammatoire, car les deux ingrédients sont riches en nutriments qui font du bien à notre corps. Le chou vert est riche en vitamine C, en vitamine K et en antioxydants, tandis que le quinoa est une source de protéines et de fibres. En outre, les amandes et les raisins secs ajoutent une touche de douceur et de croustillant à la préparation. Bon appétit !

SOUPE AUX CHOUX ET AUX LENTILLES

Ingrédients pour 1 portion:

70 g de chou blanc haché

100 g de lentilles séchées

1 carotte, hachée

1/2 oignon, coupé en dés

1 gousse d'ail, hachée

480 ml de bouillon de légumes

1 cuillère à soupe d'huile d'olive

sel et poivre noir fraîchement moulu

Persil frais haché (facultatif)

Préparation:

- Dans une grande casserole, faire chauffer l'huile d'olive à feu moyen.
- Ajoutez la carotte hachée, l'oignon et l'ail et faites cuire jusqu'à ce que les légumes deviennent tendres, environ 5 minutes.
- Ajoutez le chou et les lentilles séchées et mélangez bien.
- Verser le bouillon de légumes dans la casserole et porter à ébullition.
- Réduire le feu, couvrir la casserole et laisser mijoter pendant environ 30-35 minutes, jusqu'à ce que les lentilles soient tendres.
- Assaisonnez avec du sel et du poivre noir fraîchement moulu.
- Servir la soupe chaude et la parsemer à volonté de persil fraîchement haché.

Variantes:

Pour une version végétalienne, utilisez du bouillon de légumes fait maison ou acheté en magasin, sans ingrédients d'origine animale.

Pour une version végétarienne, vous pouvez ajouter du fromage râpé ou de la crème aigre en nappage.

Pour une version sans gluten, vérifiez que les lentilles séchées et le bouillon de légumes utilisés ne contiennent pas de gluten.

Guide d'achat:

Choisissez du chou blanc frais, ferme et sans taches ni feuilles jaunes. Les lentilles séchées existent en différentes variétés et couleurs, mais pour cette recette, il est conseillé d'utiliser les lentilles vertes habituelles.

Valeurs nutritives (par portion):

Calories: environ 350 kcal

protéines: env. 18 g

Matière grasse: env. 7 g

Glucides: env. 55 g

Fibres: environ 18 g

CHAMPIGNONS ET MYRTILLES

Ingrédients pour 1 portion:

150 g de champignons mélangés (p. ex. champignons de Paris, cèpes et shiitake)

1 oignon

1 gousse d'ail

50 g de myrtilles fraîches

1 cuillère à soupe d'huile d'olive extra vierge

sel et poivre selon votre goût

Persil frais pour décorer

Préparation:

- Lavez tout d'abord les champignons sous l'eau courante et épongez-les avec du papier absorbant. Coupez-les en tranches et mettez-les de côté.
- Hacher finement l'oignon et l'ail et les faire revenir dans une poêle antiadhésive avec de l'huile d'olive extra vierge.
- Ajoutez les champignons et faites cuire à feu moyen pendant environ 5 à 7 minutes, jusqu'à ce que les champignons soient tendres et dorés.
- Ajoutez les myrtilles fraîches dans la poêle et laissez cuire une minute de plus, jusqu'à ce que les myrtilles commencent à rendre leur jus.
- Saler et poivrer et servir cette délicieuse préparation aux champignons et aux myrtilles aux vertus anti-inflammatoires. Garnir d'un peu de persil frais.

Valeurs nutritives pour 1 portion:

Calories: 146 kcal

protéines: 6 g

matières grasses: 6 g

Glucides: 22 g

Fibres alimentaires: 7 g

Les champignons sont une excellente source de protéines végétales et d'antioxydants qui contribuent à lutter contre l'inflammation. Quant aux myrtilles, elles contiennent des flavonoïdes qui ont des propriétés anti-inflammatoires et antioxydantes. Un plat savoureux et sain qui vous rassasiera et vous satisfera !

CHAMPIGNONS ET ANANAS

Ingrédients pour 1 portion:

100 g de champignons mélangés

100 g d'ananas frais

1 gousse d'ail

1 cuillère à soupe d'huile d'olive extra vierge

1/2 cuillère à café de gingembre frais râpé

1/2 cuillère à café de poudre de curcuma

1 pincée de piment (facultatif)

sel et poivre selon votre goût

Persil frais selon le goût

Préparation:

- Nettoyez les champignons avec un chiffon humide et coupez-les en fines tranches. Hacher l'ail et le persil.
- Couper l'ananas en cubes.
- Dans une poêle antiadhésive, faites chauffer l'huile d'olive extra vierge avec l'ail haché et le piment (si vous le souhaitez).
- Ajoutez les champignons et faites-les revenir à feu moyen pendant environ 5 minutes jusqu'à ce qu'ils soient dorés.
- Ajoutez l'ananas, le gingembre et le curcuma et faites cuire encore 5 à 10 minutes, en remuant délicatement.
- Saler et poivrer et servir garni de persil fraîchement haché.

Valeurs nutritionnelles:

Cette recette est pauvre en calories, mais riche en nutriments et en antioxydants bénéfiques pour la santé. Les champignons contiennent des protéines, des vitamines B et des minéraux comme le sélénium et le cuivre, tandis que l'ananas est riche en vitamine C, en manganèse et en bromélaïne, une enzyme digestive. Une portion de cette recette fournit environ 150 à 200 calories, en fonction de la quantité d'huile d'olive extra vierge utilisée.

SALADE DE POULET À L'ANANAS

Ingrédients pour 1 portion:

1 blanc de poulet

80 g d'ananas frais coupé en dés

1/4 d'avocat mûr coupé en dés

1/4 d'oignon rouge, coupé en fines tranches

laitue romaine hachée

2 cuillères à soupe d'huile d'olive extra vierge

1 cuillère à soupe de vinaigre de cidre

1 cuillère à café de moutarde de Dijon

sel et poivre selon votre goût

Préparation:

- Préchauffez le four à 200°C. Coupez le blanc de poulet en cubes et placez-les sur une plaque de cuisson recouverte de papier sulfurisé. Ajoutez une pincée de sel et de poivre et faites cuire pendant 20 à 25 minutes, jusqu'à ce que le poulet soit doré et bien cuit.
- Pendant que le poulet cuit, préparez les ingrédients de la salade. Coupez l'ananas, l'avocat et l'oignon en cubes. Coupez la salade en morceaux et mettez-la dans un saladier.
- Préparer la vinaigrette dans un autre bol : Mélanger l'huile d'olive extra vierge, le vinaigre de pomme, la moutarde de Dijon et une pincée de sel et de poivre.
- Lorsque le poulet est cuit, retirez la poêle du four et laissez-la refroidir quelques minutes. Ajouter le poulet à la salade et assaisonner avec la vinaigrette.
- Bien mélanger tous les ingrédients de la salade et servir immédiatement.

Variantes:

Pour une version végétarienne, remplacez la viande de poulet par des cubes de tofu.

Pour une version végétalienne, supprimez la viande de poulet et remplacez-la par des pois chiches ou des haricots cannellini.

Pour une version sans gluten, assurez-vous que la moutarde de Dijon ne contient pas de gluten.

Valeurs nutritionnelles pour une portion :

Calories: 412 kcal

protéines: 32 g

matières grasses: 26 g

Glucides: 15 g

Fibres alimentaires: 6 g

BOUILLON DE VIANDE ET D'OS AU GINGEMBRE ET AU CURCUMA

Ingrédients pour 1 portion:

1 os de bœuf avec moelle

1 carotte

1 céleri à côtes

1 oignon

1 gousse d'ail

1 morceau de gingembre frais (env. 2 cm)

1 cuillère à café de poudre de curcuma

1 cuillère à soupe de vinaigre de cidre

1 pincée de sel

500 ml d'eau

Préparation:

- Préchauffez le four à 200°C.
- Placez l'os de bœuf sur une plaque de cuisson recouverte de papier sulfurisé et faites-le cuire pendant 20 à 30 minutes, jusqu'à ce que l'os soit doré et bien cuit au centre.
- Entre-temps, couper la carotte, le céleri et l'oignon en dés. Hacher l'ail et râper le gingembre.
- Dans une casserole, faire revenir les légumes et l'ail à feu moyen pendant 5 à 7 minutes ou jusqu'à ce que les légumes soient tendres.
- Ajoutez le curcuma, le vinaigre de cidre et le gingembre râpé dans la poêle et mélangez bien.
- Retirer l'os du four et le mettre dans la casserole avec les légumes. Verser 500 ml d'eau dans la casserole et porter à ébullition.
- Réduire le feu à un niveau bas et laisser cuire pendant 3 à 4 heures, en remuant de temps en temps.
- Lorsque le bouillon est prêt, retirez les os et les légumes à l'aide d'une écumoire et passez le bouillon à travers une passoire à mailles fines.
- Ajoutez une pincée de sel et servez chaud.

Guide d'achat:

Pour un bouillon de qualité, choisissez du bœuf bio et des légumes frais de saison.

Variantes pour les végétaliens et les végétariens:

Pour une version végétalienne ou végétarienne, remplacez l'os de bœuf par un mélange de champignons et de légumes.

Valeurs nutritives pour 1 portion:

Calories: 207 kcal

Matières grasses: 9 g

Fibres alimentaires: 3 g

protéines: 20 g

Glucides: 12 g

sucre: 6 g

SALADE DE BROCOLIS AUX POIS CHICHES ET AUX AMANDES

Ingrédients pour 1 portion:

1/2 tête de brocoli, hachée

120 g de pois chiches cuits

25 g d'amandes râpées

2 cuillères à soupe d'huile d'olive

1 cuillère à soupe de vinaigre de cidre

1 cuillère à café de moutarde de Dijon

sel et poivre selon votre goût

Préparation:

- Coupez le brocoli en morceaux et faites-le cuire dans de l'eau bouillante salée pendant environ 2 à 3 minutes, jusqu'à ce qu'il soit tendre mais encore croquant.
- Égouttez-les et plongez-les dans de l'eau glacée pour stopper la cuisson et conserver leur couleur vert foncé.
- Mélangez les pois chiches refroidis et le brocoli dans un bol.
- Dans une poêle, faites griller les amandes râpées pendant quelques minutes à feu moyen, jusqu'à ce qu'elles soient légèrement dorées.
- Ajouter les amandes dans le saladier.
- Dans un autre bol, mélangez l'huile d'olive, le vinaigre de pomme, la moutarde de Dijon, le sel et le poivre. Bien mélanger les ingrédients pour obtenir une vinaigrette.
- Verser la vinaigrette sur le saladier contenant les brocolis, les pois chiches et les amandes et bien mélanger tous les ingrédients.

Variantes:

Pour une version végétalienne, utilisez des pois chiches cuits sans ingrédients d'origine animale.

Pour une version plus savoureuse, ajoutez quelques tranches d'oignon rouge finement émincées ou un peu de lard croustillant.

Guide d'achat:

Veillez à ce que le brocoli soit frais, d'un vert profond et ferme, sans taches ni parties molles.

Pour les pois chiches, vous pouvez utiliser des pois chiches déjà cuits en boîte, mais pensez à bien les rincer sous l'eau courante pour éliminer l'excès d'eau de stockage.

Valeurs nutritionnelles pour une portion:

Calories: 350 kcal

Glucides: 28 g

Fibre: 11 g

Matières grasses: 22 g

protéines: 12 g

SALADE DE CHOUCROUTE ET DE POMMES

Ingrédients pour 1 portion:

100 g de choucroute crue

1 pomme verte

1 carotte de taille moyenne

1/4 d'oignon rouge

1 cuillère à soupe d'huile d'olive

1 cuillère à soupe de vinaigre de cidre

sel et poivre selon votre goût

Préparation:

- Commence par couper la pomme, la carotte et l'oignon rouge en julienne (fines lamelles).
- Mettre le tout dans un saladier avec la choucroute crue.
- Ajoutez une pincée de sel et de poivre, une cuillère à soupe d'huile d'olive et une cuillère à soupe de vinaigre de cidre.
- Bien mélanger tous les ingrédients.
- Laisser mariner au moins une demi-heure au réfrigérateur avant de servir.

Guide d'achat:

La choucroute fraîche ou en bocaux est facile à trouver dans de nombreux supermarchés ou sur les marchés locaux. Veillez à ce qu'elle soit fraîche et croustillante si vous l'achetez dans un magasin. Pour cette recette, vous pouvez également utiliser de la choucroute faite maison si vous le souhaitez. La pomme verte doit être assez acide et croquante, c'est pourquoi je recommande une variété comme la Granny Smith. La carotte devrait être fraîche et croquante, et l'oignon rouge devrait être frais et savoureux.

Valeurs nutritionnelles pour une portion:

Calories: 132 kcal

protéines: 2 g

matières grasses: 6 g

Glucides: 18 g

Fibres alimentaires: 4 g

sucre: 12 g

sodium: 222 mg

Cette salade de choucroute et de pommes est idéale pour un déjeuner léger et anti-inflammatoire. La choucroute est riche en vitamine C, en antioxydants et en probiotiques, tandis que les pommes vertes sont riches en fibres, en vitamine C et en antioxydants. Les carottes sont une autre source de vitamine C et d'antioxydants, tandis que le vinaigre de cidre aide à réduire les inflammations. Essayez cette salade délicieuse et saine pour un déjeuner rapide et délicieux !

DÉJEUNERS RAPIDES ET FACILES !

CHAMPIGNONS AU QUINOA

Ingrédients pour 1 portion:

100 g de champignons mélangés

50 g de quinoa

1 gousse d'ail

1 cuillère à soupe d'huile d'olive extra vierge

sel et poivre noir selon le goût

Persil frais selon le goût

Préparation:

- Commencer par bien laver le quinoa sous l'eau courante froide et le faire cuire 15 minutes dans de l'eau bouillante salée. Égouttez-le et mettez-le de côté.
- Nettoyez les champignons en enlevant la partie terreuse du pied avec un petit couteau, puis coupez-les en fines tranches.
- Dans une poêle antiadhésive, faire chauffer l'huile d'olive extra vierge avec la gousse d'ail écrasée. Ajoutez les champignons et faites-les revenir à feu vif pendant 5 à 7 minutes, en les remuant souvent.
- Ajoutez le quinoa préalablement cuit aux champignons et remuez brièvement. Saler et poivrer.
- Saupoudrez de persil frais haché et servez chaud.

Guide d'achat:

Choisissez des champignons frais et sains avec un chapeau bien fermé et une chair ferme. Évitez les champignons trop mûrs ou écrasés. Vous pouvez choisir des cèpes, des champignons de Paris ou d'autres champignons mixtes selon votre goût. Faites attention à la date de péremption du quinoa et assurez-vous qu'il n'y a pas d'impuretés ou de résidus.

Valeurs nutritionnelles pour une portion:

Calories: environ 200 kcal

protéines: 7 g

Matières grasses: 8 g

Glucides: 26 g

Fibres alimentaires: 3 g

Les champignons sont riches en antioxydants et en minéraux tels que le potassium, le sélénium et le cuivre.

SALADE D'ORANGES ET DE GRAINES DE COURGE

Ingrédients pour 1 portion:

150 g de chou blanc

1 orange

1 cuillère à soupe de graines de courge

1 cuillère à soupe d'huile d'olive extra vierge

1 cuillère à café de vinaigre de cidre

sel et poivre selon votre goût

Préparation:

- Couper le chou blanc en fines tranches et le mettre dans un bol.
- Peler l'orange et la couper en dés, l'ajouter au chou.
- Ajouter les graines de courge dans le saladier.
- Assaisonner avec de l'huile d'olive extra vierge, du vinaigre de cidre, du sel et du poivre. Bien mélanger tous les ingrédients.

Variantes:

Pour une version végétalienne, remplacez le vinaigre de cidre par du jus de citron.

Pour une version végétarienne, vous pouvez ajouter des cubes de fromage de chèvre ou de feta.

Guide d'achat:

Choisissez un chou blanc à la texture croquante, sans taches ni zones décolorées.

Pour les oranges, préférez une variété juteuse et sucrée, sans substances amères.

On peut acheter des graines de courge déjà grillées ou les faire griller à la maison dans une poêle.

Valeurs nutritives par portion:

Calories: environ 250 kcal

protéines: env. 6 g

graisse: environ 17 g

Glucides: env. 22 g

Fibres alimentaires: env. 8 g

Cette salade est riche en vitamines, en minéraux et en antioxydants grâce au chou blanc et à l'orange. Les graines de courge sont une source de protéines végétales, de fibres et d'acides gras oméga-3. En outre, l'huile d'olive extra vierge est une source de graisses saines, tandis que le vinaigre de cidre aide à réduire les inflammations dans le corps.

CHAMPIGNONS SAUTÉS AUX TOMATES CERISES ET AU THYM

Ingrédients pour 1 portion:

150 g de champignons mélangés (p. ex. champignons de Paris, shiitake, cèpes)

10 tomates cerises

1 gousse d'ail

1 cuillère à café de thym séché

sel et poivre noir selon le goût

Huile d'olive extra vierge selon votre goût

Préparation:

- Nettoyez soigneusement les champignons avec un chiffon humide et coupez-les en fines tranches.
- Couper les tomates cerises en deux.
- Dans une poêle, faire chauffer 2 cuillères à soupe d'huile d'olive extra vierge avec la gousse d'ail entière.
- Ajoutez les champignons et faites-les dorer pendant 3 à 4 minutes.
- Ajouter les tomates cerises, le thym et une pincée de sel et de poivre noir. Bien mélanger.
- Cuire encore 2 à 3 minutes, jusqu'à ce que les tomates cerises soient fanées et que les champignons soient cuits, mais encore croustillants.
- Retirer la gousse d'ail et servir immédiatement.

Variantes:

Pour une version végétarienne, vous pouvez ajouter quelques cubes de fromage de chèvre ou de feta frais à la fin de la cuisson.

Guide d'achat:

Choisissez des champignons frais et propres, sans parties écrasées ou pourries. Les tomates cerises doivent être bien fermes.

Valeurs nutritionnelles (pour une portion):

Calories: 150 kcal	matières grasses: 10 g	Fibres alimentaires: 3 g
protéines: 6 g	Glucides: 10 g	sucre: 5 g

Cette recette est un bon choix pour un déjeuner rapide et sain, parfait pour ceux qui ont peu de temps, mais qui ne veulent pas renoncer au goût et à la santé. Les champignons sont riches en antioxydants et en substances anti-inflammatoires, tandis que les tomates cerises apportent des vitamines et des minéraux essentiels à la santé.

PÂTES COMPLÈTES AUX CHAMPIGNONS

Ingrédients pour 1 portion:

80 g de pâtes au blé complet

100 g de champignons de Paris

1 gousse d'ail

1 cuillère à soupe d'huile d'olive extra vierge

1 pincée de sel

Poivre noir selon le goût

Persil frais haché selon votre goût

Préparation:

- Commencez par faire cuire les pâtes dans une grande quantité d'eau salée en suivant les instructions sur l'emballage.
- Entre-temps, nettoyer les champignons avec un chiffon humide et les couper en fines tranches.
- Dans une poêle antiadhésive, faire chauffer l'huile d'olive extra vierge avec la gousse d'ail épluchée et écrasée.
- Ajoutez les champignons et faites-les cuire à feu moyen pendant 5 à 7 minutes, en remuant de temps en temps, jusqu'à ce qu'ils soient tendres et dorés.
- Assaisonner avec du sel et du poivre noir.
- Égoutter les pâtes al dente, les mettre dans la poêle avec les champignons et ajouter quelques cuillères à soupe d'eau de cuisson.
- Mélangez bien les ingrédients et servez les pâtes complètes avec les petits champignons et le persil fraîchement haché.

Guide d'achat:

Pour les pâtes complètes, optez pour une marque qui utilise des grains entiers et non raffinés. De cette manière, vous obtiendrez des pâtes plus riches en nutriments et en fibres. Pour les champignons, choisissez des champignons frais et propres, de préférence issus de l'agriculture biologique, afin d'éviter les résidus de pesticides.

Valeurs nutritives par portion:

Calories: 295 kcal

protéines: 10 g

Matières grasses: 9 g

Glucides: 45 g

Fibres alimentaires: 6 g

PÂTES AUX TOMATES CERISES ET AU BASILIC

Ingrédients pour 1 portion:

80 g de pâtes au blé complet

6 tomates cerises

1 gousse d'ail

5 feuilles de basilic frais

Huile d'olive

sel et poivre

Préparation:

- Apportez une casserole d'eau salée et faites cuire les pâtes selon les instructions sur l'emballage.
- Entre-temps, laver les tomates cerises et les couper en deux.
- Dans une poêle, faites chauffer un peu d'huile d'olive et l'ail haché. Ajoutez les tomates cerises et faites-les cuire à feu moyen pendant 5 à 7 minutes, jusqu'à ce qu'elles deviennent tendres et rendent leur jus.
- Saler et poivrer, puis ajouter les feuilles de basilic hachées et bien mélanger.
- Égoutter les pâtes al dente et les mettre dans la casserole contenant la sauce. Faire revenir les pâtes pendant 1 à 2 minutes, en ajoutant éventuellement un peu d'eau de cuisson pour mélanger le tout.
- Servir chaud et garnir de quelques feuilles de basilic frais.

Variantes:

Pour les végétaliens : des pâtes sans œufs.

Pour les végétariens, du fromage râpé peut être ajouté à volonté.

Pour les personnes atteintes de la maladie cœliaque, des pâtes sans gluten peuvent être utilisées.

Guide d'achat:

Choisissez des tomates fraîches et mûres, d'un rouge profond et d'une consistance ferme.

Achetez des pâtes complètes de bonne qualité, de préférence à base de farine de blé dur biologique.

Valeurs nutritives pour 1 portion:

Calories: 279 kcal

protéines: 9,3 g

graisse: 6,8 g

Glucides: 47,6 g

Fibres alimentaires: 6,2 g

SAUMON CUIT AU FOUR AVEC LÉGUMES

Ingrédients pour 1 portion:

1 filet de saumon frais (150-200 g)

150 g de légumes de votre choix (p. ex. courgettes, tomates cerises, poivrons, oignons)

1 gousse d'ail, hachée

1 cuillère à soupe d'huile d'olive extra vierge

1 pincée de sel et de poivre

Herbes fraîches (par ex. romarin, thym, persil) pour décorer

Préparation:

- Préchauffez le four à 200°C.
- Lavez les légumes et coupez-les en cubes ou en tranches.
- Mettre les légumes dans un plat allant au four et les assaisonner avec l'ail, l'huile, le sel et le poivre. Bien mélanger.
- Déposer le filet de saumon sur les légumes.
- Assaisonnez le saumon avec un peu d'huile et une pincée de sel et de poivre.
- Cuire au four pendant environ 12 à 15 minutes, jusqu'à ce que le saumon soit cuit et les légumes tendres.
- Décorez avec des herbes fraîches et servez chaud.

Variantes:

Pour une version sans gluten, n'utilisez que des ingrédients sans gluten.

Pour une version sans lactose, remplacez l'huile d'olive extra vierge par de l'huile de noix de coco ou d'avocat.

Pour une version végétalienne ou végétarienne, remplacez le saumon par du tofu ou du tempeh.

Valeurs nutritives par portion:

Calories: 360 kcal

protéines: 28 g

matières grasses: 25 g

Glucides: 6 g

Fibres alimentaires: 2 g

Cette recette rapide et simple est parfaite pour un déjeuner anti-inflammatoire et nutritif. Le saumon est riche en acides gras oméga-3 et les légumes apportent une multitude d'antioxydants et de vitamines.

SALADE DE QUINOA AUX LÉGUMES ET AUX NOIX

Ingrédients pour 1 portion:

50 g de quinoa

1/2 poivron rouge

1/2 carotte

1/4 d'oignon rouge

1 petite courgette

1 poignée de noix

1 cuillère à soupe d'huile d'olive

1 cuillère à soupe de vinaigre de cidre

sel et poivre selon votre goût

Préparation:

- Commencez par bien rincer le quinoa sous l'eau courante. Dans une casserole, porter à ébullition 150 ml d'eau légèrement salée et ajouter le quinoa. Couvrir et faire cuire pendant environ 15 minutes, jusqu'à ce que le quinoa soit gonflé et ait absorbé toute l'eau.
- Entre-temps, laver les légumes. Couper les poivrons, les carottes, les oignons rouges et les courgettes en dés.
- Dans une poêle, faire chauffer l'huile d'olive et ajouter les légumes hachés. Cuire pendant environ 5 à 7 minutes, jusqu'à ce que les légumes soient tendres mais encore croquants. Assaisonner avec du sel et du poivre.
- Faites griller les noix dans une poêle antiadhésive pendant 1 à 2 minutes, jusqu'à ce qu'elles dégagent un parfum.
- Dans un saladier, mélanger le quinoa cuit, les légumes sautés, les noix grillées et le vinaigre de cidre. Bien mélanger tous les ingrédients.
- Dresser la salade de quinoa avec les légumes et les noix et garnir à volonté d'une feuille de basilic frais.

Valeurs nutritives pour 1 portion:

Calories: 350 kcal

protéines: 10 g

matières grasses: 20 g

Glucides: 33 g

Fibres alimentaires: 7 g

sucre: 8 g

sodium: 70 mg

Cette recette est une salade de quinoa avec des légumes colorés et des noix, parfaite pour un déjeuner rapide et sain. Le quinoa est une céréale riche en protéines et en fibres qui peut être cuite en un clin d'œil. Les légumes colorés apportent des vitamines et des antioxydants, tandis que les noix apportent un délicieux croquant.

DÉJEUNERS SELON DES RECETTES TRADITIONNELLES FRANÇAISES

FILET DE SAUMON À LA SAUCE MOUTARDE ET PERSIL

Ingrédients pour 1 personne:

1 filet de saumon (150-200 g)

1 cuillère à soupe de moutarde de Dijon

1 cuillère à soupe d'huile d'olive

Le jus d'un demi-citron

1 gousse d'ail, finement hachée

1 cuillère à soupe de persil frais haché

Sel et poivre à volonté

Préparation:

- Préchauffer le four à 180°C.
- Dans un bol, mélanger la moutarde, l'huile d'olive, le jus de citron, l'ail haché, le persil frais, le sel et le poivre.
- Étendre la sauce obtenue sur le filet de saumon, en veillant à bien couvrir toute la surface.
- Placer le filet de saumon sur une plaque de cuisson recouverte de papier sulfurisé.
- Cuire le saumon dans le four préchauffé pendant environ 15 à 20 minutes, ou jusqu'à ce qu'il soit cuit mais encore juteux.
- Servir le filet de saumon avec une portion de légumes cuits à la vapeur ou une salade mixte.

Conseils de préparation:

Pour une version plus croustillante, vous pouvez passer le saumon sous le grill pendant quelques minutes en fin de cuisson.

Si vous préférez une sauce plus crémeuse, vous pouvez ajouter une cuillère à café de crème fraîche à la sauce moutarde.

Variantes pour végétaliens, végétariens ou cœliaques:

Pour une variante végétalienne, vous pouvez remplacer le filet de saumon par un bloc de tofu coupé en tranches épaisses.

Valeurs nutritionnelles (approximatives pour la recette avec le saumon):

Calories: 300-350 kcal

Matières grasses: 20-25 g

Protéines: 25-30 g

Glucides: 2-3 g

RATATOUILLE À LA PROVENÇALE

Ingrédients pour 1 personne:

1 courgette

1 aubergine

1 poivron rouge

1 oignon

2 tomates mûres

2 gousses d'ail

2 cuillères à soupe d'huile d'olive

1 cuillère à café d'origan séché

1 cuillère à café de thym séché

Sel et poivre à volonté

Persil frais haché pour la garniture

Préparation:

- Couper la courgette, l'aubergine, le poivron, l'oignon et les tomates en cubes de taille similaire.
- Hacher les gousses d'ail.
- Dans une grande poêle, faire chauffer l'huile d'olive à feu moyen.
- Ajouter l'oignon et l'ail et faire revenir jusqu'à ce qu'ils soient translucides.
- Ajouter le poivron et cuire pendant environ 5 minutes jusqu'à ce qu'il soit tendre.
- Ajouter l'aubergine et la courgette et faire cuire pendant 5 minutes supplémentaires, en remuant de temps en temps.
- Ajouter les tomates, l'origan, le thym, le sel et le poivre. Bien mélanger et baisser le feu.
- Couvrir la casserole et laisser mijoter pendant 20 à 30 minutes, jusqu'à ce que les légumes soient tendres.
- Remuer de temps en temps pour éviter que les légumes ne collent au fond de la casserole.
- Goûter et ajouter du sel et du poivre si nécessaire.
- Saupoudrer la ratatouille de persil frais haché avant de servir.

Variantes:

Pour adapter la recette aux végétaliens, vous pouvez remplacer l'ail par de l'ail en poudre et vous assurer que tous les ingrédients sont végétaliens (sans produits d'origine animale).

Pour adapter la recette aux végétariens, vous pouvez servir la ratatouille avec du fromage de chèvre ou un œuf poché en guise de garniture.

Valeurs nutritionnelles (pour 1 portion environ):

Calories: 250-300 kcal

Matières grasses: 15-20g

Glucides: 25-30g

Protéines: 5-8g

Fibres: 10-12g

BOUILLABAISSE LÉGÈRE

Ingrédients pour 1 personne:

200 g de filet de cabillaud

4 crevettes

1/2 oignon

1 gousse d'ail

1 tomate mûre

1/2 poireau

1/2 carotte

1/2 courgette

1/2 poivre rouge

1/2 poivron jaune

1 feuille de laurier

1 branche de thym

1 brin de persil

1 cuillère à soupe d'huile d'olive

200 ml de bouillon de légumes

Sel et poivre à volonté

Tranches de pain complet (facultatif)

Préparation:

- Couper le filet de cabillaud en morceaux de taille similaire.
- Éplucher et hacher finement l'oignon et l'ail.
- Éplucher et couper la tomate en morceaux.
- Émincer le poireau, la carotte, la courgette et les poivrons.
- Dans une grande casserole, faire chauffer l'huile d'olive à feu moyen.
- Ajouter l'oignon, l'ail et la feuille de laurier et faire revenir jusqu'à ce qu'ils soient translucides.
- Ajouter le poireau, la carotte, la courgette et les poivrons et faire cuire pendant environ 5 minutes, en remuant de temps en temps.
- Ajouter la tomate, le thym et le persil. Bien mélanger.
- Verser le bouillon de légumes dans la marmite et porter à ébullition.
- Ajouter les morceaux de cabillaud et les crevettes. Couvrir la casserole et laisser mijoter pendant 10/15 minutes, jusqu'à ce que le poisson soit cuit et que les crevettes soient roses.
- Goûter et ajouter du sel et du poivre si nécessaire.
- Servir la bouillabaisse tiède, accompagnée éventuellement de tranches de pain complet.

Variantes:

Pour adapter la recette aux végétaliens, vous pouvez remplacer le poisson et les crevettes par du tofu ou des légumes tels que des champignons ou des cubes de tofu fumé.

Valeurs nutritionnelles (environ pour 1 portion):

Calories: 250-300 kcal

Matières grasses: 10-12g

Glucides: 20-25g

Protéines: 15-20g

Fibres: 5-8g

RATATOUILLE AUX HERBES

Ingrédients pour 1 personne:

1 courgette moyenne

1 petite aubergine

1 poivron rouge

1 tomate mûre

1 petit oignon

2 gousses d'ail

1 cuillère à soupe d'huile d'olive

1 cuillère à café de thym frais haché

1 cuillère à café d'origan frais haché

1 cuillère à café de persil frais haché

Sel et poivre à volonté

Préparation:

- Couper la courgette, l'aubergine, le poivron et la tomate en cubes de taille similaire.
- Éplucher et hacher finement l'oignon et les gousses d'ail.
- Dans une grande poêle, faire chauffer l'huile d'olive à feu moyen.
- Ajouter l'oignon et l'ail et faire frire jusqu'à ce qu'ils soient dorés.
- Ajouter les cubes de courgette, d'aubergine, de poivron et de tomate dans la poêle. Bien mélanger.
- Ajouter le thym, l'origan et le persil hachés. Continuer à remuer.
- Couvrir la casserole et faire cuire à feu moyen-doux pendant environ 20-25 minutes, en remuant de temps en temps, jusqu'à ce que les légumes soient tendres mais conservent leur consistance.
- Goûter et ajouter du sel et du poivre si nécessaire.

Conseils de préparation:

Vous pouvez personnaliser la ratatouille en y ajoutant d'autres herbes telles que la sauge ou le romarin, selon votre goût.

Variantes:

Pour adapter la recette aux végétaliens, veillez à n'utiliser que des ingrédients végétaux et vérifiez que les herbes utilisées sont végétaliennes.

Valeurs nutritionnelles (environ pour 1 portion):

Calories: 150-180 kcal

Glucides: 18-22g

Fibres: 6-8g

Graisses: 8-10g

Protéines: 4-6g

CASSOULET VÉGÉTARIEN

Ingrédients pour 1 personne:

100 g de haricots blancs séchés

1 carotte, coupée en dés

1/2 oignon, finement haché

1 gousse d'ail, finement hachée

1 branche de céleri, coupée en dés

1 tomate mûre, pelée et coupée en dés

1 feuille de laurier

1/2 cuillère à café de thym séché

1/2 cuillère à café de romarin séché

1/2 cuillère à café de paprika

1 cuillère à soupe d'huile d'olive

Sel et poivre à volonté

Persil frais haché pour la garniture

Préparation:

- Mettre les haricots secs dans un bol et les couvrir d'eau froide. Laissez-les tremper pendant au moins 8 heures ou toute la nuit.
- Égoutter les haricots trempés et les rincer soigneusement à l'eau courante.
- Dans une grande casserole, faire chauffer l'huile d'olive à feu moyen.
- Ajouter l'oignon, l'ail, la carotte et le céleri. Cuire pendant environ 5 minutes, jusqu'à ce que les légumes ramollissent.
- Ajouter les haricots, la tomate, le laurier, le thym, le romarin et le paprika. Couvrir d'eau et porter à ébullition.
- Réduire la flamme et laisser mijoter pendant environ 1 heure, ou jusqu'à ce que les haricots soient tendres et que le liquide ait réduit.
- Ajuster le sel et le poivre en fonction des goûts.
- Retirer la feuille de laurier et servir le cassoulet végétarien chaud, parsemé de persil fraîchement haché.

Variations pour les végétaliens: La recette proposée convient déjà aux végétaliens.

Valeurs nutritionnelles (par portion):

Calories: 300-350 kcal

Protéines: 12-15 g

Matières grasses: 5-8 g

Glucides: 50-60 g

Fibres: 12-15 g

RATATOUILLE AU FOUR

Ingrédients pour 1 personne:

1 courgette moyenne

1 petite aubergine

1 poivron rouge

1 grosse tomate

1 petit oignon

2 cuillères à soupe d'huile d'olive

1 gousse d'ail, finement hachée

1 cuillère à café de thym séché

1 cuillère à café d'origan séché

Sel et poivre à volonté

Préparation:

- Préchauffer le four à 180°C.
- Couper la courgette, l'aubergine, le poivron et la tomate en tranches d'épaisseur uniforme.
- Émincer l'oignon.
- Dans un plat à four, répartir uniformément les tranches de courgette, d'aubergine, de poivron, de tomate et d'oignon.
- Assaisonner les légumes avec l'huile d'olive, l'ail haché, le thym, l'origan, le sel et le poivre. Remuer délicatement pour répartir les épices de façon homogène.
- Couvrir la plaque de cuisson avec du papier d'aluminium et faire cuire pendant environ 30 minutes.
- Retirer le papier d'aluminium et cuire encore 10 à 15 minutes, ou jusqu'à ce que les légumes soient tendres et légèrement caramélisés.
- Cuire au four et laisser refroidir quelques minutes avant de servir.

Conseils de préparation:

Vous pouvez personnaliser la ratatouille en y ajoutant d'autres légumes tels que des pommes de terre, des carottes ou des champignons, selon votre goût.

La ratatouille peut être servie en plat principal ou en accompagnement d'une viande ou d'un poisson grillé.

Variantes pour cœliaques:

Pour les cœliaques, assurez-vous que tous les ingrédients utilisés sont exempts de gluten, en particulier l'origan séché, qui peut contenir des traces de gluten.

Valeurs nutritionnelles (par portion approximative):

Calories: 180 kcal

Protéines: 3 g

Matières grasses: 10 g

Glucides: 22 g

Fibres: 8 g

COQ AU VIN LÉGER

Ingrédients pour 1 personne:

1 cuisse de poulet (150 g)

100 g de champignons, coupés en tranches

1 échalote, finement hachée

1 gousse d'ail, finement hachée

100 ml de vin rouge

100 ml de bouillon de légumes

1 cuillère à soupe d'huile d'olive

1 branche de thym frais

1 feuille de laurier

Sel et poivre à volonté

Préparation:

- Faire chauffer l'huile d'olive dans une casserole à feu moyen.
- Ajouter les échalotes et l'ail hachés et faire frire légèrement jusqu'à ce qu'ils soient dorés.
- Ajouter la cuisse de poulet dans la cocotte et la faire dorer des deux côtés jusqu'à ce qu'une légère croûte dorée se forme.
- Ajouter les champignons, le thym frais et la feuille de laurier dans la cocotte. Poursuivre la cuisson pendant quelques minutes jusqu'à ce que les champignons ramollissent légèrement.
- Verser le vin rouge dans la casserole et le laisser s'évaporer pendant quelques minutes pour réduire l'alcool.
- Ajouter le bouillon de légumes dans la casserole et porter à ébullition. Réduire ensuite le feu à doux, couvrir la casserole avec un couvercle et laisser cuire pendant environ 45 minutes, jusqu'à ce que le poulet devienne tendre et juteux.
- Retirer la cuisse de poulet de la cocotte et la mettre de côté.
- Augmenter le feu à moyen-vif et continuer à faire cuire le reste de la sauce jusqu'à ce qu'elle réduise et épaississe légèrement.
- Pendant ce temps, retirer la peau de la cuisse de poulet et l'effilocher à l'aide d'une fourchette.
- Ajouter le poulet effiloché dans la casserole avec la sauce réduite et bien mélanger les saveurs.
- Ajuster le sel et le poivre en fonction des goûts.

Variantes pour les végétaliens ou les végétariens:

Vous pouvez remplacer la cuisse de poulet par du tofu ou des champignons portobello coupés en dés pour une version végétalienne ou végétarienne du plat.

Valeurs nutritionnelles (environ):

Calories: 250 kcal

Protéines: 20 g

Matières grasses: 10 g

Glucides: 10 g

Fibres: 2 g

QUINOA À LA PROVENÇALE

Ingrédients pour 1 personne:

60 g de quinoa

1 petite courgette, coupée en dés

1 poivron rouge, coupé en dés

1 tomate mûre coupée en dés

1 gousse d'ail, finement hachée

1 cuillère à soupe d'huile d'olive

1 cuillère à café d'herbes de Provence (origan, thym, romarin, basilic)

Sel et poivre à volonté

Jus de citron selon le goût

Persil frais, haché (pour la garniture)

Préparation:

- Rincer le quinoa à l'eau courante pour éliminer l'amidon.
- Dans une casserole, porter 120 ml d'eau à ébullition et ajouter le quinoa. Faire cuire à feu moyen-doux pendant environ 15-20 minutes ou jusqu'à ce que le quinoa absorbe l'eau et devienne tendre.
- Dans une poêle à frire, faire chauffer l'huile d'olive à feu moyen. Ajouter l'ail haché et faire revenir pendant une minute jusqu'à ce qu'il soit doré et odorant.
- Ajouter les courgettes et les poivrons coupés en dés dans la poêle. Faire cuire pendant environ 5 minutes, en remuant de temps en temps, jusqu'à ce que les légumes soient tendres mais encore croquants.
- Ajouter les tomates en dés dans la poêle et poursuivre la cuisson pendant 3 à 4 minutes.
- Ajouter le quinoa cuit dans la poêle avec les légumes. Assaisonner avec les herbes de Provence, le sel, le poivre et le jus de citron. Bien mélanger tous les ingrédients.
- Transférer le quinoa à la provençale dans un plat de service et garnir de persil fraîchement haché.

Variantes:

Végétaliens : Omettre le jus de citron et ajouter un filet de vinaigre de pomme pour une saveur fraîche.

Végétariens : Ajoutez des cubes de fromage de chèvre ou de feta pour enrichir le plat.

Valeurs nutritionnelles (indicatives):

Calories: 280-300 kcal

Protéines: 8-10g

Matières grasses: 10-12g

Glucides: 35-40g

Fibres: 6-8g

SOUPE DE LENTILLES À LA FRANÇAISE

Ingrédients pour 1 personne:

80 g de lentilles vertes séchées

1 carotte, coupée en dés

1 branche de céleri, coupée en dés

1 petit oignon, finement haché

2 gousses d'ail, finement hachées

1 cuillère à soupe d'huile d'olive

400 ml de bouillon de légumes

1 feuille de laurier

1 cuillère à café de thym séché

Sel et poivre à volonté

Persil frais, haché (pour la garniture)

Préparation:

- Rincer les lentilles à l'eau courante et les laisser s'égoutter.
- Dans une casserole, faire chauffer l'huile d'olive à feu moyen. Ajouter l'oignon et l'ail hachés et faire revenir jusqu'à ce qu'ils soient dorés et odorants.
- Ajouter les carottes et le céleri coupés en dés dans la casserole et faire cuire pendant quelques minutes jusqu'à ce que les légumes commencent à ramollir.
- Ajouter les lentilles dans la marmite et bien mélanger avec les légumes.
- Verser le bouillon de légumes dans la marmite et ajouter la feuille de laurier et le thym séché. Porter le tout à ébullition.
- Réduire la flamme, couvrir la marmite et laisser mijoter pendant environ 25-30 minutes ou jusqu'à ce que les lentilles soient tendres et que le liquide ait réduit.
- Retirer la feuille de laurier de la soupe et ajouter du sel et du poivre selon le goût.
- Transférer la soupe de lentilles dans un plat de service et garnir de persil fraîchement haché.

Variantes:

Végétaliens : assurez-vous que le bouillon de légumes est végétalien, sans ajout d'ingrédients d'origine animale.

Végétariens : ajoutez des cubes de fromage de chèvre ou de fromage pecorino à la soupe pour lui donner une touche de saveur.

Cœliaques : vérifiez que les lentilles sont certifiées sans gluten.

Valeurs nutritionnelles (indicatives):

Calories: 250-280 kcal

Protéines: 12-15g

Matières grasses: 5-7g

Glucides: 40-45g

Fibres: 12-15g

DÎNERS

SOUPE DE POTIRON ET LENTILLES ROUGES

Ingrédients pour 1 portion:

100 g de potiron coupé en dés

50 g de lentilles rouges séchées

1/2 oignon, coupé en petits dés

1 gousse d'ail, finement hachée

1 cuillère à café d'huile d'olive extra vierge

1/2 cuillère à café de poudre de curcuma

1/2 cuillère à café de cumin en poudre

1 pincée de poivre de Cayenne

250 ml de bouillon de légumes

sel selon le goût

Persil frais haché pour décorer

Préparation:

- Dans une casserole de taille moyenne, faire chauffer l'huile d'olive extra vierge à feu moyen. Ajoutez l'oignon et l'ail hachés et faites-les revenir pendant quelques minutes, en remuant de temps en temps.
- Ajouter les cubes de potiron, le curcuma, le cumin et le poivre de Cayenne. Poursuivre la cuisson pendant 5 minutes en remuant de temps en temps.
- Ajouter les lentilles rouges séchées et le bouillon de légumes. Porter à ébullition, puis réduire le feu et laisser mijoter pendant environ 20 à 25 minutes, jusqu'à ce que les lentilles soient ramollies.
- Réduire la soupe en purée à l'aide d'un mixeur-plongeur jusqu'à ce qu'elle soit lisse. Ajuster le sel si nécessaire.
- Servez la soupe chaude et parsemez de persil fraîchement haché.

Variantes pour les végétaliens et les végétariens:

Pour une version végétalienne, utilisez du bouillon de légumes fait maison ou acheté sans MSG.

Valeurs nutritionnelles pour une portion:

Calories: 250 kcal

Matières grasses: 4 g

Fibre: 11 g

protéines: 13 g

Glucides: 39 g

Cette soupe anti-inflammatoire est un dîner parfait, riche en nutriments et facile à préparer. Le potiron et les lentilles rouges sont tous deux d'excellentes sources de fibres, de vitamines et de minéraux et peuvent aider à réduire l'inflammation dans le corps.

SALADE DE BROCOLIS

Ingrédients pour 1 portion:

70 g de brocoli frais, coupé en petits morceaux

1/2 avocat mûr, coupé en dés

35 g de graines de tournesol

1 cuillère à soupe de jus de citron

1 cuillère à soupe d'huile d'olive extra vierge

Sel et poivre noir fraîchement moulu selon les goûts.

Préparation:

- Commencez par préparer le brocoli en le coupant en petits morceaux.
- Faites griller les graines de tournesol dans une poêle antiadhésive à feu moyen pendant environ 2 à 3 minutes, jusqu'à ce qu'elles soient dorées.
- Dans un saladier, mélangez le brocoli, l'avocat et les graines de tournesol grillées.
- Dans un petit bol, mélangez le jus de citron, l'huile d'olive extra vierge, le sel et le poivre noir fraîchement moulu.
- Verser la vinaigrette sur le saladier contenant les brocolis et bien mélanger.
- Servez la salade de brocoli anti-inflammatoire comme accompagnement ou comme plat principal.

Valeurs nutritionnelles pour une portion:

Calories: 320 kcal

Matières grasses: 28 g

Glucides: 15 g

Fibres alimentaires: 10 g

protéines: 8 g

Cette salade de brocolis anti-inflammatoire est parfaite pour un dîner léger et sain. Le brocoli est riche en nutriments bénéfiques pour la santé, dont les vitamines C et K, et possède des propriétés anti-inflammatoires. Dans cette recette, le brocoli est associé à d'autres ingrédients sains comme les graines de tournesol et l'avocat pour créer un plat nutritif et savoureux.

SAUMON GRILLÉ AUX LÉGUMES

Ingrédients pour 1 portion:

1 filet de saumon frais

1/2 courgette

1/2 poivron rouge

1/2 oignon rouge

1 gousse d'ail

1 cuillère à soupe d'huile d'olive extra vierge

le jus d'un 1/2 citron

sel et poivre noir fraîchement moulu

Persil frais haché (facultatif)

Préparation:

- Allumez le barbecue à feu moyen-élevé.
- Lavez et séchez les légumes. Couper la courgette en fines rondelles, le poivron en lanières et l'oignon en tranches.
- Dans un bol, mélangez les légumes avec 1 cuillère à soupe d'huile d'olive extra vierge, du sel et du poivre noir fraîchement moulu.
- Lorsque le barbecue est chaud, placez le filet de saumon sur le gril, côté peau vers le bas, et faites-le cuire pendant 3 à 4 minutes.
- Mettre les légumes sur le gril et les faire cuire avec le saumon pendant 4 à 5 minutes supplémentaires, en les retournant souvent.
- Ajoutez l'ail haché aux légumes et remuez pendant une minute.
- Pressez le jus de citron sur le saumon et les légumes et éteignez le barbecue.
- Servez le saumon et les légumes chauds et garnissez avec du persil fraîchement haché (facultatif).

Variantes pour les végétaliens et les végétariens:

Cette recette peut être adaptée pour les végétariens en remplaçant le saumon par du tofu grillé ou du tempeh. Cependant, pour les végétaliens, il est possible d'utiliser uniquement des légumes en augmentant la quantité de courgettes et de poivrons et en ajoutant des patates douces grillées ou des champignons pour augmenter la substance.

Valeurs nutritives (par portion):

Calories: 380 kcal

protéines: 32 g

matières grasses: 25 g

Glucides: 10 g

Fibres alimentaires: 2 g

sucre: 5 g

sodium: 100 mg

CHAMPIGNONS FARCIS AU QUINOA ET AUX LÉGUMES

Ingrédients pour 1 portion:

2 grands champignons Portobello

50 g de quinoa cuit

30 g de légumes de votre choix (poivrons, courgettes, carottes)

1 cuillère à soupe d'huile d'olive

1 gousse d'ail, hachée

1 cuillère à café de poudre de curcuma

sel et poivre selon votre goût

Pour servir:

Feuilles de persil frais hachées

Amandes effilées

Préparation:

- Préchauffez le four à 180°C.
- Nettoyer délicatement les champignons Portobello avec un chiffon humide et enlever les tiges.
- Dans une poêle, faire chauffer l'huile d'olive à feu moyen et ajouter l'ail haché et les dés de légumes. Faites cuire pendant environ 5 minutes, jusqu'à ce que les légumes soient tendres.
- Ajoutez le quinoa cuit et le curcuma dans la poêle avec les légumes et mélangez bien. Assaisonnez avec du sel et du poivre si nécessaire.
- Remplir les champignons Portobello avec le mélange de quinoa et de légumes, en veillant à ne pas trop les remplir.
- Déposer les champignons farcis sur une plaque de cuisson recouverte de papier sulfurisé et faire cuire pendant environ 15 à 20 minutes, jusqu'à ce que les champignons soient tendres et dorés.
- Servir les champignons farcis chauds et les garnir de feuilles de persil frais hachées et d'amandes effilées.

Valeurs nutritives par portion:

Calories: 226 kcal

protéines: 7 g

matières grasses: 12 g

Glucides: 22 g

Fibres alimentaires: 6 g

Cette recette de champignons farcis au quinoa et aux légumes est un bon choix pour un dîner anti-inflammatoire. Les champignons sont une source d'antioxydants, tandis que le quinoa apporte des protéines et des fibres. En outre, cette recette convient aussi bien aux végétaliens qu'aux végétariens.

SALADE DE CHOU ROUGE AUX NOIX ET AUX AIRELLES

Ingrédients pour 1 portion:

1/2 petit chou rouge, coupé en fines tranches

25 g de noix, grillées et grossièrement concassées

30 g d'airelles rouges fraîches ou séchées

1 cuillère à soupe d'huile d'olive extra vierge

1 cuillère à soupe de vinaigre de cidre

Sel et poivre noir fraîchement moulu selon les goûts.

Préparation:

- Commencez par couper le chou rouge en deux et retirez le trognon.
- Coupez le chou rouge en fines tranches et mettez-les dans un saladier.
- Ajoutez les noix grillées et grossièrement hachées et les cranberries fraîches ou séchées.
- Dans un petit bol séparé, émulsionner l'huile d'olive extra vierge avec le vinaigre de pomme et une pincée de sel et de poivre noir fraîchement moulu.
- Verser l'émulsion sur le saladier contenant la salade et bien mélanger.
- Laisser reposer environ 10 minutes pour que les ingrédients prennent du goût.

Variantes:

Les personnes atteintes de la maladie cœliaque doivent s'assurer que les noix et les myrtilles séchées ne contiennent pas de gluten et vérifier l'absence de traces dans les ingrédients utilisés pour l'émulsion.

Guide d'achat:

Choisissez un chou rouge ferme et lourd avec des feuilles croquantes et immaculées. Les noix peuvent être achetées entières ou déjà grillées, de préférence issues de l'agriculture biologique. Les canneberges fraîches doivent être fermes et ne pas présenter de meurtrissures ou de taches. Si vous utilisez des cranberries séchées, choisissez-les sans sucre ajouté.

Valeurs nutritives par portion:

Calories: 300 kcal

protéines: 5 g

Lipides: 25 g (dont acides gras saturés 2 g)

Glucides: 20 g (dont 12 g de sucre)

Fibres alimentaires: 6 g

sodium: 30 mg

SALADE DE CAROTTES, D'ORANGES ET DE GINGEMBRE

Ingrédients pour 1 portion:

2 carottes de taille moyenne

1 orange

1 cuillère à soupe de gingembre frais râpé

1 cuillère à soupe d'huile d'olive

1 cuillère à soupe de vinaigre de cidre

sel et poivre selon votre goût

Préparation:

- Épluchez les carottes et coupez-les en fines juliennes à l'aide d'un économe ou d'une mandoline.
- Peler l'orange, retirer la peau blanche et couper l'orange en segments.
- Dans un bol, mélangez l'huile d'olive, le vinaigre de cidre et le gingembre râpé.
- Mettre les carottes et les segments d'orange dans le saladier et bien mélanger pour répartir uniformément la vinaigrette.
- Saler et poivrer.

Guide d'achat:

Choisissez des carottes fraîches de bonne qualité, de préférence issues de l'agriculture biologique. Les oranges doivent être juteuses et sucrées, tandis que le gingembre frais doit avoir une peau lisse et une consistance ferme.

Valeurs nutritives par portion:

calories: 185 kcal

protéines: 2 g

Matières grasses: 9 g

Glucides: 27 g

Fibres alimentaires: 7 g

sucre: 16 g

sodium: 256 mg

Cette salade de carottes, d'orange et de gingembre est un bon choix pour un dîner anti-inflammatoire, car elle contient des ingrédients riches en antioxydants et en propriétés anti-inflammatoires. Les carottes contiennent des caroténoïdes comme le bêta-carotène, qui contribuent à réduire l'inflammation, tandis que les oranges sont riches en vitamine C, un puissant antioxydant. Le gingembre frais contient également des gingérols et des shogaols, qui ont des propriétés anti-inflammatoires et antioxydantes. Cette salade est en outre très légère et fraîche, parfaite pour la saison printanière.

SALADE DE GRAINES, DE MYRTILLES ET DE LÉGUMES

Ingrédients pour 1 portion:

150 g de légumes mélangés coupés en dés (p. ex. laitue, roquette, carottes, poivrons, concombres)

40 g de graines mélangées (p. ex. graines de courge, graines de tournesol, graines de lin)

30 g de myrtilles fraîches

1 cuillère à soupe d'huile d'olive extra vierge

1 cuillère à café de vinaigre de cidre

sel et poivre selon votre goût

Préparation:

- Préparez d'abord les légumes : Lavez les légumes mixtes choisis et coupez-les en cubes. Mettez-les dans un saladier et mettez-les de côté.
- Faites griller les graines dans une poêle : Dans une poêle antiadhésive, faites griller les graines mélangées pendant 3 à 4 minutes à feu moyen en les remuant souvent jusqu'à ce qu'elles soient dorées. Verser les graines dans le saladier avec les légumes.
- Préparer la vinaigrette : Dans un petit bol, mélanger l'huile d'olive extra vierge, le vinaigre de cidre, le sel et le poivre. Bien mélanger.
- Ajouter les myrtilles : Laver les baies B et les mettre dans le saladier avec les légumes et les graines.
- Ajouter la vinaigrette : Verser la vinaigrette sur le saladier contenant les légumes, les graines et les myrtilles. Bien mélanger.
- Servir la salade : Déposer la salade sur un plat de service et servir immédiatement.

Variantes:

Pour une version végétalienne, remplacez le miel par du sirop d'érable dans la vinaigrette.

Pour une version sans gluten, utilisez des graines et des myrtilles certifiées sans gluten.

Vous pouvez remplacer les graines et les myrtilles par d'autres noix ou baies de votre choix.

Valeurs nutritionnelles (pour une portion):

Calories: 290 kcal

protéines: 7 g

matières grasses: 20 g

Glucides: 24 g

Fibres alimentaires: 8 g

sucre: 10 g

sodium: 130 mg

Cette salade colorée et savoureuse est riche en antioxydants grâce aux myrtilles et aux graines fraîches et est parfaite pour un dîner anti-inflammatoire. Vous pouvez varier la recette avec vos légumes de saison préférés.

SAUMON CUIT AU FOUR AVEC AVOCAT ET SALADE D'ORANGES

Ingrédients pour 1 portion:

1 filet de saumon (150 g)

1 avocat mûr

1 orange

50 g d'épinards frais

1 gousse d'ail

1 cuillère à café de gingembre frais râpé

1 cuillère à café de paprika

1 cuillère à café de cumin

1 cuillère à soupe d'huile d'olive extra vierge

sel et poivre noir selon le goût

Préparation:

- Prenez le filet de saumon et rincez-le sous l'eau courante. Tamponnez-le avec du papier absorbant pour bien le sécher. Placez-le ensuite sur une plaque de cuisson recouverte de papier sulfurisé.
- Dans un petit bol, mélangez le paprika, le cumin, le sel et le poivre. Répartir ensuite le mélange d'épices sur le filet de saumon.
- Cuire le saumon au four préchauffé à 200°C pendant 12-15 minutes.
- Entre-temps, préparez la salade. Épluchez l'avocat et coupez-le en cubes. Épluchez également l'orange et coupez-la en petits morceaux.
- Dans une poêle antiadhésive, faire revenir la gousse d'ail finement hachée avec le gingembre frais râpé pendant quelques minutes. Ajoutez les épinards frais et faites-les sauter pendant 2 à 3 minutes, jusqu'à ce que les épinards soient fanés.
- Dans un saladier, mélangez les épinards fanés avec l'avocat coupé en dés et l'orange hachée. Assaisonnez avec le jus d'une demi-orange, une pincée de sel et une cuillère à soupe d'huile d'olive extra vierge.
- Egouttez le saumon et servez-le avec la salade d'avocat et d'orange.

Variantes:

Végétaliens : remplacez le saumon par du tofu ou une alternative de protéines végétales.

Maladie cœliaque : assurez-vous que les ingrédients que vous utilisez sont sans gluten. Le cas échéant, remplacez le saumon par une autre protéine sans gluten comme le poulet ou la dinde.

Valeurs nutritives pour 1 portion:

Calories: 531 kcal

protéines: 36 g

graisse: 38 g

Glucides: 19 g

Fibres alimentaires: 13 g

POULET À LA SAUCE ANANAS

Ingrédients pour 1 portion:

1 blanc de poulet

1 tranche d'ananas frais ou au sirop

1 cuillère à soupe d'huile de noix de coco

1 gousse d'ail

1/2 oignon rouge

1/2 poivron rouge

1/2 piment

1/2 cuillère à café de gingembre frais râpé

1/2 cuillère à café de poudre de curcuma

1/2 cuillère à café de cumin en poudre

sel et poivre selon votre goût

50 ml de bouillon de légumes

Persil haché pour la décoration

Préparation:

- Commence par couper le blanc de poulet en dés et assaisonne-le avec du sel, du poivre, du curcuma et du cumin. Chauffer l'huile de coco dans une poêle antiadhésive et y déposer la viande de poulet. Faites cuire pendant environ 5 à 7 minutes, jusqu'à ce qu'elle soit dorée.
- Ajoutez l'oignon coupé en fines tranches, l'ail haché, le piment et le poivron coupé en dés. Laisser cuire encore 5 minutes, jusqu'à ce que les légumes soient tendres.
- Ajoutez les cubes d'ananas, le bouillon de légumes et le gingembre râpé et laissez cuire encore 5 minutes.
- Pour finir, décorez avec du persil haché et servez chaud.

Variantes:

Variations pour les végétaliens : remplacez le blanc de poulet par du tofu ou du tempeh.

Variations pour les végétariens : vous pouvez ajouter des champignons ou du quinoa pour enrichir la préparation.

Valeurs nutritives (par portion):

Calories: 367 kcal

protéines: 34 g

graisse: 17 g

Glucides: 22 g

Fibres alimentaires: 4 g

sucre: 14 g

sodium: 682 mg

Ce plat de poulet à la sauce ananas est riche en protéines, vitamines et minéraux grâce à l'ananas frais, aux poivrons et aux oignons. De plus, l'ajout d'épices comme le curcuma, le gingembre et le cumin a un effet anti-inflammatoire, ce qui rend ce plat particulièrement sain.

AUBERGINES FARCIES AU QUINOA ET AUX LÉGUMES AVEC SAUCE AU PERSIL

Ingrédients pour 1 portion:

1 aubergine

40 g de quinoa

75 g de légumes mélangés coupés en dés (p. ex. courgettes, poivrons, carottes)

1/2 gousse d'ail, hachée

1 cuillère à soupe d'huile d'olive

sel et poivre selon votre goût

1 cuillère à soupe de persil haché

1 cuillère à soupe de yaourt grec

1/2 citron

Préparation:

- Préchauffez le four à 180°C.
- Coupez l'aubergine en deux dans le sens de la longueur et videz la chair à l'aide d'une cuillère.
- Cuire le quinoa dans de l'eau bouillante salée selon les instructions figurant sur l'emballage.
- Dans une poêle, faire chauffer l'huile d'olive et l'ail à feu moyen-élevé. Ajoutez les légumes et faites-les cuire pendant 5 à 7 minutes jusqu'à ce qu'ils soient tendres, mais pas trop. Ajoutez la chair d'aubergine et faites cuire encore 3 à 5 minutes.
- Ajoutez le quinoa cuit aux légumes et mélangez bien. Assaisonnez avec du sel et du poivre.
- Remplir les aubergines avec le mélange de quinoa et de légumes. Placez-les sur une plaque de cuisson recouverte de papier sulfurisé et faites-les cuire pendant environ 25 à 30 minutes, jusqu'à ce que les aubergines soient tendres.
- Pendant que les aubergines cuisent, préparez la sauce au persil. Dans un bol, mélanger le persil haché, le yaourt grec et le jus de citron. Assaisonnez avec du sel et du poivre.
- Servir les aubergines farcies chaudes avec la sauce au persil.

Variantes:

Variante pour les végétaliens : remplacer le yaourt grec par du yaourt au soja ou à la noix de coco.

Variante pour les végétariens : ajouter du fromage râpé sur les aubergines avant la cuisson.

Valeurs nutritives par portion:

Calories: 410 kcal

protéines: 14 g

Matières grasses: 17 g

Glucides: 58 g

Fibres alimentaires : 17 g

SALADE DE TEMPEH ET D'OLIVES

Ingrédients pour 1 portion:

100 g de tempeh

50 g d'olives noires

1 tomate

1/2 concombre

1/4 d'oignon rouge

1 cuillère à soupe d'huile d'olive extra vierge

1 cuillère à café de vinaigre de cidre

sel et poivre selon votre goût

Préparation:

- Commencez par couper le tempeh en cubes et faites-le revenir dans une poêle avec un peu d'huile d'olive jusqu'à ce qu'il soit doré.
- Entre-temps, laver la tomate et le concombre et les couper en dés.
- Couper l'oignon rouge en fines tranches.
- Une fois le tempeh cuit, laissez-le refroidir avant de le mélanger avec le reste des ingrédients dans un bol.
- Ajoutez les olives noires et assaisonnez avec l'huile d'olive, le vinaigre de cidre, le sel et le poivre.

Variantes:

Pour une version végétalienne, vous pouvez remplacer le vinaigre de cidre par du jus de citron et ajouter quelques feuilles de basilic frais pour une touche de fraîcheur.

Pour une variante végétarienne, vous pouvez ajouter des cubes de fromage frais ou de la feta émiettée.

Si vous souhaitez une variante sans gluten, veillez à ce que le tempeh soit certifié sans gluten.

Guide d'achat:

Pour le tempeh, il est recommandé de choisir un produit biologique et sans OGM. Les olives utilisées peuvent être noires ou vertes, mais nous recommandons d'opter pour des olives marinées ou dénoyautées de qualité.

Valeurs nutritionnelles pour une portion:

Calories: 292 kcal

Matières grasses: 17 g

Glucides: 18 g

protéines: 16 g

Fibres alimentaires: 6 g

SALADE DE QUINOA AUX LÉGUMES, AU KÉFIR ET AUX GRAINES DE TOURNESOL

Ingrédients pour 1 portion:

85 g de quinoa

240 ml d'eau

1/2 concombre

1 tomate cerise

1/2 poivron rouge

2 cuillères à soupe de graines de tournesol

1 cuillère à soupe d'huile d'olive extra vierge

1 cuillère à soupe de jus de citron

120 g de kéfir

sel et poivre selon votre goût

Préparation:

- Rincer soigneusement les haricots sous l'eau courante, puis les mettre dans une casserole d'eau et porter à ébullition. Réduisez le feu, couvrez et faites cuire pendant environ 15-20 minutes, jusqu'à ce que les haricots soient tendres.
- Éliminer l'excédent d'eau et laisser refroidir.
- Couper le concombre, la tomate cerise et le poivron en cubes. Dans une poêle sèche, faire griller les graines de tournesol pendant quelques minutes jusqu'à ce qu'elles soient légèrement dorées.
- Dans un bol, préparez la vinaigrette en mélangeant l'huile d'olive extra vierge, le jus de citron, le sel et le poivre.
- Mélangez le quinoa, les légumes hachés, les graines de tournesol grillées et la vinaigrette dans le saladier et remuez délicatement. Ajoutez le kéfir et mélangez à nouveau.
- Dressez la salade de quinoa avec les légumes, le kéfir et les graines de tournesol dans un saladier ou sur une assiette et décorez avec quelques feuilles de persil frais.

Variantes:

Les végétaliens peuvent remplacer le kéfir par du lait de noix de coco ou du yaourt de soja.

Pour les végétariens, vous pouvez ajouter des cubes de feta ou de mozzarella.

Valeurs nutritives par portion:

Calories: 440 kcal

Matières grasses: 23 g

Glucides: 47 g

protéines: 16 g

Fibres alimentaires: 8 g

SALADE DE SARDINES, AVOCAT ET QUINOA

Ingrédients pour 1 portion:

1 boîte de sardines à l'huile d'olive

1/2 avocat mûr

30 g de quinoa cuit

35 g de pois chiches cuits

1 petite carotte

1/4 d'oignon rouge

le jus d'un demi-citron

1 cuillère à soupe d'huile d'olive

sel et poivre noir fraîchement moulu

Feuilles de persil frais

Préparation:

- Commencez par bien laver le quinoa et faites-le cuire dans de l'eau salée en suivant les instructions sur l'emballage. Ensuite, égouttez-le et laissez-le refroidir à température ambiante.
- Vider l'huile des sardines et la mettre de côté.
- Épluchez l'avocat, retirez le noyau et coupez la chair en cubes.
- Épluchez et râpez la carotte, hachez finement l'oignon rouge et préparez les feuilles de persil.
- Mélangez le quinoa, les pois chiches, l'avocat, la carotte et l'oignon rouge dans un saladier.
- Ajouter le jus de citron, l'huile d'olive, le sel et le poivre et bien mélanger.
- Ajoutez les sardines et remuez délicatement pour ne pas les casser.
- Répartir la salade sur une assiette et la garnir de feuilles de persil.

Variantes:

Les végétaliens et les végétariens peuvent remplacer les sardines par des cubes de tofu ou de tempeh marinés.

Pour un goût plus prononcé, on peut ajouter un piment rouge fraîchement haché.

Valeurs nutritives pour 1 portion:

Calories: 475 kcal

protéines: 26 g

graisse: 29 g

Glucides: 31 g

Fibres alimentaires: 13 g

sucre: 5 g

sodium: 554 mg

Cette recette anti-inflammatoire est une salade savoureuse et nutritive de sardines, d'avocat et de quinoa. Les sardines sont une excellente source d'acides gras oméga-3, qui peuvent contribuer à réduire l'inflammation dans le corps, tandis que l'avocat et le quinoa fournissent des fibres, des vitamines et des minéraux essentiels à une alimentation équilibrée.

SOUPE À LA CHOUCROUTE ET AU ROMARIN

Ingrédients pour 1 portion:

100 g de choucroute fraîche

1 gousse d'ail

1 branche de romarin frais

1 cuillère à soupe d'huile d'olive

250 ml de bouillon de légumes

sel et poivre noir selon le goût

La préparation de la soupe se fait en suivant ces étapes simples:

- Nettoyer tout d'abord la choucroute fraîche et la couper en fines tranches. Hacher finement la gousse d'ail et retirer les feuilles de romarin de la branche.
- Dans une grande casserole, faire chauffer l'huile d'olive à feu moyen-élevé. Ajoutez l'ail et faites-le revenir pendant 1 à 2 minutes, jusqu'à ce qu'il soit légèrement doré.
- Ajoutez la choucroute et le romarin dans la poêle et remuez bien. Cuire pendant 5 à 7 minutes, jusqu'à ce que la choucroute soit légèrement flétrie.
- Verser le bouillon de légumes dans la casserole et porter à ébullition. Réduire le feu et laisser mijoter pendant environ 20-25 minutes, jusqu'à ce que la choucroute soit tendre et que la soupe ait atteint la consistance souhaitée.
- Assaisonnez maintenant avec du sel et du poivre noir. Vous pouvez également ajouter un peu de vinaigre de cidre pour un goût légèrement aigre-doux.

Variantes:

Pour une version végétalienne, remplacez le bouillon de légumes par un bouillon de légumes fait maison sans viande ni poisson.

Pour une version sans gluten, assurez-vous que le bouillon de légumes et les autres ingrédients sont certifiés sans gluten.

Valeurs nutritives pour 1 portion:

Calories: 120 kcal

protéines: 3 g

matières grasses: 5 g

Glucides: 16 g

Fibres alimentaires: 5 g

SOUPE AUX POMMES DE TERRE ET AUX CLOUS DE GIROFLE

Ingrédients pour 4 portions:

4 grosses pommes de terre

1 oignon

2 gousses d'ail

480 ml de bouillon de légumes

240 ml de lait végétal (p. ex. lait d'amande ou de soja)

1 cuillère à café de clous de girofle

Huile d'olive

sel et poivre noir

Persil frais pour décorer

Préparation:

- Épluchez les pommes de terre et coupez-les en cubes d'environ 2 cm.
- Epluchez et hachez finement l'oignon et l'ail.
- Dans une grande casserole, faire chauffer une cuillère à soupe d'huile d'olive et ajouter l'oignon et l'ail hachés. Faire revenir quelques minutes, jusqu'à ce que les légumes soient flétris.
- Ajouter les pommes de terre coupées en dés, les clous de girofle et le bouillon de légumes. Remuer et porter à ébullition.
- Baissez le feu et faites cuire pendant environ 20 minutes, jusqu'à ce que les pommes de terre soient tendres.
- Retirer la casserole du feu et enlever les clous de girofle. Ajouter le lait végétal et mélanger la soupe au fouet jusqu'à ce qu'elle soit lisse.
- Assaisonner avec du sel et du poivre noir.
- Servir la soupe chaude et la garnir de persil fraîchement haché.

Variantes:

Variante végétalienne : remplacez le lait végétal par de la crème de soja ou du lait de noix de coco.

Valeurs nutritives par portion:

Calories: 174 kcal

protéines: 5 g

Matières grasses: 4 g

Glucides: 32 g

Fibres alimentaires: 4 g

Cette soupe chaude et conviviale aux pommes de terre et aux clous de girofle est parfaite pour un dîner anti-inflammatoire.

RIZ ROUGE ET CURCUMA AVEC LÉGUMES GRILLÉS

Ingrédients pour 1 portion:

50 g de riz rouge

1/4 de cuillère à café de curcuma

120 ml d'eau

1/2 poivron rouge

1/2 courgette

1/4 d'oignon rouge

1 cuillère à soupe d'huile d'olive

sel et poivre noir fraîchement moulu

Persil frais haché (facultatif)

Préparation:

- Rincer le riz rouge sous l'eau courante et l'égoutter.
- Mettre le riz rouge, le curcuma et l'eau dans une casserole et bien mélanger. Porter à ébullition à feu moyen-élevé, puis réduire le feu à un niveau bas et mettre un couvercle. Cuire pendant environ 20 à 25 minutes, jusqu'à ce que le riz soit tendre et que l'eau soit absorbée. Eteindre le feu et laisser le riz reposer quelques minutes.
- Entre-temps, lavez les légumes et coupez-les en fines tranches.
- Chauffer un barbecue ou une poêle antiadhésive à feu moyen-élevé. Enduisez les légumes d'huile d'olive et faites-les griller pendant 3 à 4 minutes de chaque côté, jusqu'à ce qu'ils soient tendres et légèrement dorés. Assaisonner de sel et de poivre selon les goûts.
- Mettre le riz rouge dans un plat et disposer les légumes grillés dessus. Décorez avec du persil fraîchement haché (si vous le souhaitez) et servez chaud.

Valeurs nutritives pour 1 portion:

Calories: 274 kcal

Matières grasses: 11,4 g

Glucides: 36,4 g

protéines: 6,1 g

Fibres alimentaires: 5,5 g

Le riz rouge et le curcuma sont deux ingrédients anti-inflammatoires qui peuvent contribuer à réduire le risque d'inflammation chronique et de maladie cardiaque. Cette recette délicieuse et facile à préparer est accompagnée de légumes grillés pour un dîner sain et savoureux.

CURRY-TEMPAH AVEC LÉGUMES

Ingrédients pour 1 portion:

100 g de tempah

50 g de riz basmati

1/2 oignon

1/2 poivron rouge

1/2 carotte

1/2 courgette

1 gousse d'ail

1/2 cuillère à café de poudre de curcuma

1/2 cuillère à café de cumin en poudre

1/2 cuillère à café de coriandre en poudre

1/2 cuillère à café de gingembre en poudre

1/2 cuillère à café de paprika en poudre

1/2 cuillère à café de poudre de chili

1/2 tasse de bouillon de légumes

Huile d'olive extra vierge

sel et poivre selon votre goût

Persil frais

Préparation:

- Couper le tempah en cubes et le mettre dans un bol d'eau chaude pendant 10 minutes.
- Entre-temps, faire cuire le riz basmati dans de l'eau bouillante salée pendant environ 15 minutes en le gardant croquant.
- Couper l'oignon, le poivron, la carotte et la courgette en dés. Hacher l'ail.
- Dans une poêle antiadhésive, faire revenir l'oignon et l'ail avec un peu d'huile d'olive vierge. Ajoutez les légumes et faites-les cuire à feu moyen pendant environ 10 minutes, jusqu'à ce qu'ils soient tendres.
- Ajoutez toutes les épices (curcuma, cumin, coriandre, gingembre, paprika et piment) aux légumes sautés et mélangez bien.
- Ajoutez le tempah égoutté et le bouillon de légumes et faites cuire encore 10 à 15 minutes, jusqu'à ce que le liquide soit absorbé et que le tempah soit tendre.
- Saler et poivrer.
- Servez le tempah curry avec des légumes et du riz basmati. Décorez avec du persil fraîchement haché.

Variantes:

Vous pouvez remplacer la tempah par du tofu ou du seitan pour obtenir une variante protéinée.

Valeurs nutritives pour 1 portion:

Calories: 455 kcal

protéines: 16 g

graisse: 17 g

Glucides: 61 g

Fibres alimentaires: 10 g

SALADE DE KÉFIR AVEC POIS CHICHES ET LÉGUMES

Ingrédients pour 1 portion:

100 g de kéfir

50 g de pois chiches cuits

1 carotte

1/2 poivron rouge

1/2 concombre

1 cuillère à soupe de graines de tournesol

1 cuillère à soupe d'huile d'olive

le jus d'un 1/2 citron

sel et poivre selon votre goût

Préparation:

- Couper la carotte et le poivron en cubes et le concombre en fines tranches.
- Faites griller les graines de tournesol dans une poêle antiadhésive pendant 2 à 3 minutes à feu moyen, en les remuant souvent.
- Dans un bol, mélangez le kéfir avec le jus de citron, l'huile d'olive, le sel et le poivre.
- Mettre les légumes dans le bol avec le kéfir et bien mélanger.
- Ajoutez les pois chiches et remuez délicatement.
- Parsemer la surface de la salade de graines de tournesol grillées.

Variantes:

Les végétaliens peuvent remplacer le kéfir par du lait de noix de coco ou d'amande.

Guide d'achat:

Achetez du kéfir frais et de qualité. Choisissez des pois chiches cuits à la maison ou des pois chiches en boîte sans conservateurs. Choisissez des légumes frais et de saison.

Valeurs nutritives par portion:

Calories: 350 kcal

protéines: 17 g

graisse: 17 g

Glucides: 33 g

Fibres alimentaires: 10 g

Vitamine A: 127% des Apports Journaliers Recommandés (AJR)

Vitamine C: 118% des AJR

Calcium: 28% des AJR

Fer: 22% des AJR

La salade de kéfir avec des pois chiches et des légumes est une bonne option pour un dîner anti-inflammatoire grâce à ses ingrédients nutritifs et antioxydants. Le kéfir est riche en probiotiques, qui sont bénéfiques pour la santé intestinale, et possède des propriétés anti-inflammatoires. Les pois chiches constituent une bonne source de protéines végétales, de fibres, de fer et de vitamines B.

SALADE DE SARDINES À L'AVOCAT ET AU GINGEMBRE

Ingrédients pour 1 portion:

80 g de sardines fraîches ou en boîte

1 avocat mûr

1/2 citron

1/2 cuillère à café de gingembre frais râpé

1 cuillère à soupe d'huile d'olive

sel et poivre noir selon le goût

Salade mêlée de votre choix

Préparation:

- Retirer les sardines de la boîte et laisser l'huile s'écouler (si vous utilisez des sardines fraîches, nettoyez-les et retirez la tête et les abats).
- Couper l'avocat en deux, retirer le noyau et couper la chair en cubes. Presser le jus d'un demi-citron sur l'avocat pour éviter qu'il ne noircisse.
- Disposer la salade mélangée sur une assiette et y placer les sardines et l'avocat.
- Dans un petit bol, mélangez l'huile d'olive, le jus du demi-citron restant, le gingembre râpé, le sel et le poivre.
- Dresser la salade avec la sauce fraîchement préparée.

Variantes pour les végétaliens et les végétariens:

Pour une version végétalienne, vous pouvez remplacer les sardines par des pois chiches ou des haricots blancs. Pour une version végétarienne, vous pouvez également ajouter des cubes de mozzarella ou de fromage de chèvre.

Variantes pour les personnes atteintes de la maladie cœliaque:

Cette recette est bien sûr sans gluten et convient aux personnes atteintes de la maladie cœliaque. Cependant, vérifiez toujours l'étiquette des conserves de sardines pour vous assurer qu'elles ne contiennent pas de gluten ou de traces de gluten.

Guide d'achat:

Optez pour des sardines fraîches de qualité ou pour des conserves de sardines emballées dans de l'huile d'olive extra vierge et sans conservateurs. Pour les avocats, veillez à ce qu'ils soient mûrs, mais pas trop mous, et de préférence issus de l'agriculture biologique.

Valeurs nutritives par portion:

Calories: 482 kcal

Matières grasses: 39 g

protéines: 24 g

Glucides: 16 g

Fibre: 11 g

SARDINES AUX ÉPICES

Ingrédients pour 2 portions:

4 sardines fraîches nettoyées

2 clous de girofle

1 branche de romarin frais

1/2 cuillère à café de sel

1/4 de cuillère à café de poivre noir

1 citron bio

2 cuillères à soupe d'huile d'olive extra vierge

Préparation:

- Préchauffez le four à 180°C.
- Dans un petit bol, hachez finement les clous de girofle et les feuilles de romarin.
- Ajouter le sel et le poivre noir et bien mélanger.
- Lavez le citron et coupez-le en fines tranches.
- Placez les sardines sur une plaque de cuisson et frottez-les des deux côtés avec de l'huile d'olive.
- Saupoudrer uniformément le mélange d'épices sur les sardines.
- Déposer les tranches de citron sur les sardines.
- Cuire au four pendant environ 15-20 minutes, jusqu'à ce que les sardines soient cuites et tendres.

Variantes:

Les végétaliens peuvent remplacer les sardines par du tofu ou du tempeh.

Guide d'achat:

Veillez à acheter des sardines fraîches de bonne qualité.

Choisissez un citron bio pour vous assurer qu'il ne contient pas de résidus de pesticides.

Valeurs nutritives par portion:

Calories: 243 kcal

protéines: 23,7 g

matières grasses: 15,2 g

Glucides: 1,8 g

Fibres alimentaires: 0,7 g

sucre: 0,3 g

sodium: 642 mg

potassium: 466 mg

calcium: 60 mg

fer: 2,2 mg

DES DÎNERS SIMPLES ET RAPIDES !

RIZ AU CURCUMA ET LÉGUMES

Ingrédients pour 1 portion:

50 g de riz brun

1 cuillère à café de curcuma

1 petite courgette

1 petit poivron rouge

1 gousse d'ail

1 cuillère à soupe d'huile d'olive

sel et poivre selon votre goût

persil frais pour décorer

Préparation:

- Mettre le riz dans une casserole avec beaucoup d'eau salée et porter à ébullition. Faites cuire le riz pendant environ 15-20 minutes, jusqu'à ce qu'il soit al dente. Entre-temps, couper les courgettes et les poivrons en dés. Hacher finement la gousse d'ail.
- Dans une poêle antiadhésive, faire chauffer l'huile d'olive et ajouter l'ail haché. Faites revenir pendant une minute, puis ajoutez les légumes et le curcuma. Bien mélanger et faire cuire à feu moyen pendant environ 5 à 7 minutes, jusqu'à ce que les légumes soient tendres mais croquants.
- Lorsque le riz est prêt, égouttez-le et ajoutez-le aux légumes dans la poêle. Bien remuer pour mélanger tous les ingrédients et faire revenir quelques minutes à feu vif. Saler et poivrer.
- Versez le riz dans un bol et décorez avec du persil frais. Votre riz au curcuma et aux légumes est prêt à être dégusté !

Conseils de préparation:

Pour gagner du temps, vous pouvez cuire le riz à l'avance et le conserver au réfrigérateur jusqu'à ce qu'il soit temps de préparer la recette.

Pour rendre le plat encore plus nourrissant, vous pouvez ajouter une poignée de noix grillées ou de graines de sésame.

Valeurs nutritives par portion:

Calories: 240 kcal

Matières grasses: 8 g

Glucides: 36 g

protéines: 6 g

Cette recette est idéale pour tous ceux qui ont peu de temps, mais qui veulent se nourrir de manière saine et délicieuse.

SAUMON FRIT AUX ÉPINARDS ET AU CITRON

Ingrédients pour 1 portion:

1 filet de saumon frais (150-200 g)

100 g d'épinards frais

1 gousse d'ail

1 citron

sel et poivre noir selon le goût

Huile d'olive selon votre goût

Préparation:

- Lavez les épinards et égouttez-les bien. Couper l'ail en fines tranches et le citron en rondelles.
- Faire chauffer un peu d'huile d'olive dans une poêle antiadhésive et y faire revenir l'ail.
- Ajoutez les épinards dans la poêle et faites-les cuire à feu moyen pendant environ 2 à 3 minutes, jusqu'à ce qu'ils aient réduit de volume.
- Retirer les épinards de la poêle et les mettre de côté. Dans la même poêle, ajouter un autre filet d'huile d'olive.
- Placez le filet de saumon dans la poêle, côté peau vers le bas, et faites-le cuire pendant environ 3 à 4 minutes, jusqu'à ce que la peau soit croustillante.
- Retourner le saumon et le faire cuire encore 3-4 minutes, jusqu'à ce qu'il soit cuit.
- Ajoutez les épinards dans la poêle avec le saumon et faites cuire encore 1 à 2 minutes, jusqu'à ce que les épinards soient chauds.
- Pressez le jus d'un demi-citron au-dessus de la poêle, ajoutez les tranches de citron restantes et retournez le saumon pour l'assaisonner de citron.
- Assaisonnez avec du sel et du poivre noir et servez le saumon rôti avec les épinards et les tranches de citron.

Conseils de préparation:

Il est important de bien égoutter les épinards après les avoir lavés afin qu'ils ne rendent pas trop d'eau à la cuisson.

Pour garantir une cuisson uniforme, le saumon doit être à température ambiante avant d'être placé dans la poêle. Ajoutez du jus de citron à la fin de la cuisson pour éviter que le saumon ne devienne trop acide.

Valeurs nutritives par portion:

Calories: environ 400 kcal

protéines: environ 35 g

graisse: environ 25 g

Glucides: env. 10 g

ARTICHAUTS ET HARICOTS BLANCS AVEC VINAIGRETTE À LA MOUTARDE

Ingrédients pour 1 portion:

4 artichauts frais

1/2 boîte de haricots blancs (env. 125 g)

1/2 citron

1/2 gousse d'ail

1 cuillère à soupe de moutarde de Dijon

2 cuillères à soupe d'huile d'olive extra vierge

sel et poivre noir selon le goût

Persil frais selon le goût

Préparation:

- Nettoyer les artichauts : Retirer les feuilles extérieures les plus dures et les pointes, puis couper la pointe. Couper la tige à la base et l'éplucher. Couper les artichauts en fines tranches et les mettre dans un bol avec de l'eau et du jus de citron pour éviter qu'ils ne noircissent.
- Égoutter et rincer les haricots blancs.
- Pour la vinaigrette, mélanger dans un bol la moutarde, l'huile d'olive, l'ail haché, le sel et le poivre.
- Égoutter les artichauts et bien les sécher avec un torchon. Les mettre dans le saladier avec les haricots blancs et mélanger avec la vinaigrette.
- Servir la salade d'artichauts et de haricots blancs avec du persil fraîchement haché.

Variantes pour les personnes atteintes de la maladie cœliaque:

Veillez à ce que la moutarde de Dijon soit sans gluten.

Guide d'achat:

Pour cette recette, utilisez des artichauts frais de saison avec des feuilles fermes et droites. Évitez ceux qui ont des feuilles fanées ou des parties brunes.

Pour les haricots blancs, vous pouvez utiliser des haricots secs, qui doivent être trempés et cuits, ou des haricots prêts à l'emploi en boîte.

Valeurs nutritionnelles:

Cette recette contient environ 300 calories par portion. Elle est riche en fibres, en protéines, en vitamine C, en fer et en potassium. Les artichauts sont connus pour leurs propriétés anti-inflammatoires et antioxydantes. Les haricots blancs sont une excellente source de protéines végétales et de fibres. L'huile d'olive et la moutarde fournissent des graisses saines et des antioxydants, tandis que le persil contient de la vitamine C et des flavonoïdes.

PÂTES COMPLÈTES AUX CHAMPIGNONS ET AUX TOMATES CERISES

Ingrédients pour 1 portion:

80 g de pâtes au blé complet

100 g de champignons frais mélangés

5-6 tomates cerises

1 gousse d'ail

Huile d'olive extra vierge

sel et poivre noir fraîchement moulu

Préparation:

- Commencer par préparer les pâtes selon les instructions figurant sur l'emballage. Laisser cuire environ 10-12 minutes ou jusqu'à ce que les pâtes soient al dente.
- Entre-temps, nettoyer les champignons avec un chiffon humide et les couper en fines tranches. Couper les tomates cerises en deux.
- Dans une poêle antiadhésive, faire revenir la gousse d'ail dans un peu d'huile d'olive vierge. Ajoutez les champignons et les tomates cerises et faites cuire à feu moyen pendant environ 5 à 7 minutes, jusqu'à ce que les champignons soient tendres.
- Lorsque les pâtes sont prêtes, égouttez-les et ajoutez-les dans la poêle avec les champignons et les tomates cerises. Bien mélanger et laisser reposer quelques minutes.
- Assaisonnez avec du sel et du poivre noir fraîchement moulu. Servir les pâtes chaudes, les saupoudrer de fromage râpé et les parsemer de persil fraîchement haché.

Variantes:

Pour les personnes atteintes de la maladie cœliaque : utiliser des pâtes complètes sans gluten.

Valeurs nutritionnelles pour une portion:

Calories: 290 kcal

protéines: 12 g

matières grasses: 6 g

Glucides: 50 g

Fibres alimentaires: 9 g

Cette recette est un bon choix pour un dîner rapide et anti-inflammatoire. Les pâtes complètes sont riches en fibres, ce qui contribue à une bonne digestion, tandis que les champignons sont riches en antioxydants et en substances anti-inflammatoires.

SALADE VERTE AU POULET ET À L'AVOCAT

Ingrédients pour 1 portion:

70 g de légumes verts à feuilles (épinards, laitue, roquette, etc.)

1 blanc de poulet sans peau et sans os

1 avocat mûr

35 g de tomates cerises

1 cuillère à soupe de graines de courge

1 citron

1 cuillère à café de moutarde de Dijon

1 cuillère à soupe d'huile d'olive extra vierge

sel et poivre

Préparation:

- Préchauffez le four à 180°C.
- Coupez le blanc de poulet en cubes et placez-les sur une plaque de cuisson recouverte de papier sulfurisé. Salez et poivrez et faites cuire pendant environ 15-20 minutes, jusqu'à ce que le poulet soit doré et bien cuit.
- Couper l'avocat en deux, retirer le noyau et couper la chair en cubes. Couper également les tomates cerises en deux.
- Dans un petit bol, mélangez le jus de citron, la moutarde, l'huile d'olive, le sel et le poivre pour obtenir une sauce.
- Disposer les légumes à feuilles vertes sur une assiette, puis ajouter le poulet, l'avocat, les tomates cerises et les graines de courge.
- Verser la sauce sur la salade et bien mélanger.

Variations pour les végétaliens:

Remplacez le blanc de poulet par du tofu ou du tempeh, ou ajoutez des pois chiches ou des haricots pour augmenter l'apport en protéines.

Valeurs nutritives pour 1 portion:

Calories: 508 kcal

protéines: 31 g

graisse: 36 g

Saturé: 6 g

Monoinsaturés: 23 g

Acides gras polyinsaturés: 6 g

Glucides: 21 g

Fibres alimentaires: 13 g

sucre: 3 g

sodium: 156 mg

Cette salade verte est une excellente option pour un dîner anti-inflammatoire qui se prépare en un clin d'œil. Elle est riche en légumes verts à feuilles, en protéines maigres et en graisses saines provenant de l'avocat. En outre, la vinaigrette au citron et à la moutarde lui confère un goût frais et légèrement épicé.

SALADE DE LÉGUMES ROUGES AU POULET GRILLÉ

Ingrédients pour 1 portion:

1 blanc de poulet

300 g de légumes rouges et colorés mélangés (p. ex. radicchio, carottes, betteraves rouges, tomates cerises, poivrons)

1/2 avocat mûr

1 cuillère à soupe de graines de courge

1 cuillère à soupe de graines de tournesol

Jus de citron

sel et poivre

Huile d'olive

Préparation:

- Allumez le barbecue ou préchauffez une poêle antiadhésive.
- Nettoyer et hacher les légumes.
- Ajouter les graines de courge et de tournesol.
- Coupez le blanc de poulet en fines tranches et assaisonnez-les avec du sel, du poivre et un peu d'huile d'olive.
- Faites griller la poitrine de poulet pendant 5 à 7 minutes de chaque côté, jusqu'à ce qu'elle soit bien cuite. Si vous utilisez une poêle antiadhésive, faites cuire la poitrine de poulet pendant environ 10-12 minutes.
- Déposer les légumes sur une assiette et assaisonner avec un peu de jus de citron et d'huile d'olive.
- Ajouter l'avocat coupé en dés et le poulet grillé.
- Servez immédiatement et savourez cette salade saine et délicieuse !

Variantes:

Variante végétalienne : remplacer le blanc de poulet par du tofu ou des pois chiches.

Variante végétarienne : vous pouvez ajouter du fromage de chèvre ou de la feta.

Option pour les personnes atteintes de la maladie cœliaque : veillez à utiliser des graines sans gluten et vérifiez toujours les ingrédients de la sauce ou de l'assaisonnement utilisé.

Valeurs nutritives par portion:

Calories: 400-500 kcal

Protéines: 30-40 g

Glucides: 20-30 g

Matières grasses: 20-25 g

OMELETTE AU RADICCHIO ROUGE ET AUX FINES HERBES

Ingrédients pour 1 portion:

2 œufs

25 g de radicchio rouge coupé en lanières

1/4 d'oignon rouge, finement haché

1/4 de cuillère à café de thym frais haché

1/4 de cuillère à café de romarin frais haché

1/4 de cuillère à café de sauge fraîche hachée

1 cuillère à soupe d'huile d'olive extra vierge

sel et poivre selon votre goût

Préparation:

- Dans une poêle antiadhésive, faire chauffer l'huile d'olive extra vierge à feu moyen et ajouter les oignons rouges hachés. Faites-les revenir quelques minutes en les remuant de temps en temps.
- Ajoutez la chicorée rouge coupée en lanières et les herbes finement hachées. Bien mélanger et laisser cuire environ 5 à 7 minutes, jusqu'à ce que la chicorée soit un peu plus tendre.
- Entre-temps, battre les œufs dans un saladier avec une pincée de sel et de poivre.
- Verser les œufs battus dans la poêle avec le radicchio et les herbes. Bien mélanger pour répartir uniformément les légumes.
- Poursuivre la cuisson de l'omelette à feu moyen pendant environ 5 à 7 minutes, jusqu'à ce que la surface soit ferme et dorée.
- Couvrir la poêle avec un couvercle et laisser cuire encore 2 à 3 minutes, jusqu'à ce que l'omelette soit bien cuite.
- Retirez la casserole du feu et laissez-la refroidir quelques minutes avant de servir.

Variantes:

Pour une version végétalienne, vous pouvez remplacer les œufs par du tofu. Dans un bol, réduisez 100 g de tofu en purée et ajoutez les mêmes légumes et les mêmes herbes que dans la recette originale. Mélangez bien et faites cuire comme décrit ci-dessus. Si vous n'êtes pas végétalien, vous pouvez ajouter du fromage râpé sur l'omelette dans les dernières minutes de cuisson. Vous pouvez utiliser du fromage tel que le parmesan.

Valeurs nutritives par portion:

Calories: 243 kcal

Matières grasses: 19 g

protéines: 13 g

Glucides: 4 g

Fibres alimentaires: 1 g

DÎNERS SELON DES RECETTES TRADITIONNELLES FRANÇAISES

POITRINE DE POULET AU CURRY AVEC QUINOA ET LÉGUMES

Ingrédients pour 1 personne:

1 blanc de poulet (150 g)

1 cuillère à café d'huile d'olive

1/2 oignon, finement haché

1/2 poivron rouge, coupé en dés

1/2 carotte, coupée en fines tranches

1/2 courgette, coupée en dés

1 cuillère à café de curry en poudre

1/2 cuillère à café de curcuma en poudre

1/2 cuillère à café de gingembre en poudre

1 tasse de quinoa cuit

Sel et poivre à volonté

Persil frais, haché (pour la garniture)

Préparation:

- Rincer le quinoa à l'eau froide et le cuire selon les instructions figurant sur l'emballage.
- Dans une poêle antiadhésive, faire chauffer l'huile d'olive à feu moyen. Ajouter l'oignon et le faire cuire quelques minutes.
- Ajouter le poivron, la carotte et la courgette dans la poêle. Cuire pendant environ 5 minutes jusqu'à ce que les légumes soient tendres mais croquants.
- Couper le blanc de poulet en cubes et l'ajouter aux légumes. Cuire jusqu'à ce que le poulet soit bien cuit et doré.
- Ajouter le curry, le curcuma et le gingembre en poudre dans la poêle. Remuez bien pour enrober uniformément le poulet et les légumes avec les épices. Faire cuire pendant 2 à 3 minutes supplémentaires.
- Ajouter le quinoa cuit dans la poêle et bien mélanger tous les ingrédients. Poursuivre la cuisson pendant quelques minutes jusqu'à ce que le quinoa soit chaud.
- Ajuster le sel et le poivre en fonction des goûts.
- Servir le curry de blanc de poulet avec le quinoa et les légumes chauds, garnis de persil fraîchement haché.

Valeurs nutritionnelles (environ):

Calories: 400 kcal

Protéines: 30 g

Matières grasses: 10 g

Glucides: 50 g

Fibres: 8 g

CASSOLETTE DE CHAMPIGNONS À LA PROVENÇALE

Ingrédients pour 1 personne:

200 g de champignons mélangés (cèpes, champignons, etc.)

1 oignon moyen

2 gousses d'ail

1 cuillère à soupe d'huile d'olive

1 cuillère à café de thym séché

1 cuillère à café de persil frais haché

1/2 cuillère à café de paprika doux

1/2 cuillère à café de poivre noir

1/4 de cuillère à café de sel

Le jus d'un demi-citron

2 cuillères à soupe de chapelure

Persil frais pour la garniture

Préparation:

- Nettoyer délicatement les champignons à l'aide d'un chiffon humide afin d'éliminer toute trace de terre. Coupez-les en tranches ou en quartiers, selon leur taille.
- Hacher finement l'oignon et l'ail.
- Dans une casserole, faire chauffer l'huile d'olive à feu moyen. Ajouter l'oignon et l'ail et cuire jusqu'à ce qu'ils soient tendres et légèrement dorés.
- Ajouter les champignons à la cocotte et faire cuire pendant environ 5 minutes, jusqu'à ce qu'ils libèrent leur liquide et commencent à brunir légèrement.
- Ajouter le thym séché, le persil frais haché, le paprika doux, le poivre noir et le sel. Bien mélanger pour répartir uniformément les épices.
- Presser le jus d'un demi-citron sur les champignons et poursuivre la cuisson pendant 2 à 3 minutes.
- Transférer les champignons dans la cassolette et saupoudrer la surface de chapelure.
- Faites cuire les cassolettes à 180°C pendant environ 15 à 20 minutes, ou jusqu'à ce que la chapelure soit dorée.
- Sortir la cassolette du four et la garnir de persil fraîchement haché.
- Servir les cassolettes à la provençale chaudes en plat principal.

Variante végétalienne:

Omettre la chapelure ou utiliser de la chapelure végétalienne.

Valeurs nutritionnelles (par portion):

Calories: 150-200 kcal

Matières grasses: 8-10 g

Fibres: 4-6 g

Protéines: 5-7 g

Glucides: 15-20 g

SAUMON AU PESTO DE PERSIL ET À LA RATATOUILLE

Ingrédients pour 1 personne:

1 filet de saumon (150-200g)

150 g de courgettes en dés

140 g d'aubergines en dés

150 g de poivrons mélangés coupés en dés (rouges, jaunes, verts)

1 petit oignon, en tranches

2 tomates mûres coupées en dés

2 cuillères à soupe d'huile d'olive

Sel et poivre à volonté

2 cuillères à soupe de pesto de persil

Jus de citron frais

Persil frais haché (pour la garniture)

Préparation:

- Préparer la ratatouille : Dans une poêle, faire chauffer 1 cuillère à soupe d'huile d'olive à feu moyen. Ajouter l'oignon et le faire cuire jusqu'à ce qu'il devienne transparent. Ajouter les courgettes, les aubergines et les poivrons. Cuire pendant environ 5 à 7 minutes, en remuant de temps en temps, jusqu'à ce que les légumes ramollissent légèrement. Ajouter les tomates, le sel et le poivre. Poursuivre la cuisson pendant encore 5 minutes. Retirer du feu et réserver.
- Préparer le saumon : Préchauffer le four à 200°C. Disposer le filet de saumon sur une plaque de cuisson recouverte de papier sulfurisé. Badigeonner le saumon d'une cuillère à soupe d'huile d'olive et l'arroser de jus de citron frais. Assaisonner de sel et de poivre. Cuire au four pendant environ 12 à 15 minutes ou jusqu'à ce que le saumon soit tendre et légèrement doré.
- Suggestion de présentation : Disposer la ratatouille sur le plat de service et placer le filet de saumon rôti dessus. Étendre le pesto de persil sur le saumon. Décorer avec du persil fraîchement haché et servir chaud.

Variantes pour les végétaliens ou les végétariens: vous pouvez remplacer le saumon par du tofu ou du tempeh grillé pour une option végétalienne ou végétarienne. Veillez à faire mariner le tofu ou le tempeh avec des épices et du jus de citron pour lui donner du goût.

Variantes pour les cœliaques: Assurez-vous que le pesto de persil ne contient pas de gluten ou préparez-le à la maison avec des ingrédients sans gluten. Vérifier également que les autres ingrédients utilisés sont certifiés sans gluten.

Valeurs nutritionnelles (par portion):

Calories: 380

Protéines: 25 g

Matières grasses: 25 g

Glucides: 16 g

Fibres: 6 g

FLAN DE QUINOA AUX LÉGUMES À LA PROVENÇALE

Ingrédients pour 1 personne:

50 g de quinoa

1 courgette

1 aubergine

1 poivron rouge

1 tomate mûre

1 petit oignon

2 gousses d'ail

2 cuillères à soupe d'huile d'olive

1 cuillère à café de thym séché

1 cuillère à café d'origan séché

Sel et poivre à volonté

Préparation:

- Préchauffer le four à 180°C.
- Bien laver le quinoa à l'eau courante et l'égoutter.
- Porter à ébullition une casserole d'eau légèrement salée. Ajouter le quinoa et faire cuire pendant environ 15 à 20 minutes, ou jusqu'à ce qu'il soit tendre mais al dente. Égoutter et réserver.
- Pendant ce temps, préparer les légumes. Laver et couper en dés la courgette, l'aubergine, le poivron et la tomate. Hacher finement l'oignon et l'ail.
- Dans une poêle à frire, faire chauffer l'huile d'olive à feu moyen. Ajouter l'oignon et l'ail et faire revenir pendant 2 à 3 minutes, jusqu'à ce qu'ils soient tendres et légèrement dorés.
- Ajouter les légumes coupés en dés dans la poêle et les faire cuire pendant environ 8 à 10 minutes, en remuant de temps en temps, jusqu'à ce qu'ils soient tendres mais encore croquants. Ajouter le thym séché, l'origan séché, le sel et le poivre. Bien mélanger.
- Dans un plat à four légèrement huilé, répartir uniformément les légumes provençaux. Ajouter le quinoa cuit sur les légumes et remuer délicatement pour le répartir uniformément.
- Placez la plaque dans le four préchauffé et faites cuire pendant environ 15 à 20 minutes, ou jusqu'à ce que le flan soit chaud et légèrement doré en surface.
- Servez le flan de quinoa aux légumes provençaux chauds comme plat principal pour un dîner nutritif et anti-inflammatoire.

Variante végétalienne: vous pouvez remplacer le miel par un sirop sucrant végétalien tel que le sirop d'érable ou le sirop d'agave.

Valeurs nutritionnelles (environ):

Calories: 350 kcal

Protéines: 9 g

Matières grasses: 15 g

Glucides: 45 g

Fibres: 9 g

POULET À LA PROVENÇALE AVEC LÉGUMES

Ingrédients pour 1 personne:

1 blanc de poulet (150-200g)

1 cuillère à soupe d'huile d'olive extra vierge

1 gousse d'ail, finement hachée

1 cuillère à café d'herbes de Provence (thym, romarin, origan)

1/2 oignon rouge, finement tranché

1 poivron jaune, coupé en tranches

1 courgette, coupée en rondelles

4 tomates cerises, coupées en deux

Sel et poivre à volonté

Préparation:

- Faire chauffer l'huile d'olive dans une poêle à feu moyen-vif. Ajouter l'ail haché et les herbes de Provence et faire revenir pendant environ 1 minute, jusqu'à ce que les arômes se diffusent.
- Ajouter le blanc de poulet dans la poêle et le faire cuire pendant environ 4 à 5 minutes de chaque côté, jusqu'à ce qu'il soit doré et bien cuit. Retirer le poulet de la poêle et le mettre de côté.
- Dans la même poêle, ajouter l'oignon rouge, le poivron jaune et la courgette. Faire cuire les légumes pendant environ 5-6 minutes, jusqu'à ce qu'ils ramollissent légèrement.
- Ajouter les tomates cerises et poursuivre la cuisson pendant encore 2 à 3 minutes, jusqu'à ce que les tomates cerises ramollissent légèrement.
- Remettre le poulet dans la poêle avec les légumes et cuire encore 2 à 3 minutes pour que les saveurs se mélangent bien.
- Ajuster le sel et le poivre en fonction des goûts.
- Transférer le poulet et les légumes dans un plat de service et servir chaud.

Conseils de préparation:

Pour obtenir un poulet plus juteux, vous pouvez faire mariner le blanc de poulet avec un peu de jus de citron, du sel et du poivre pendant environ 30 minutes avant de le faire cuire.

Variantes pour les végétaliens ou les végétariens:

Les ingrédients d'origine végétale peuvent inclure du tofu ou du seitan à la place du blanc de poulet. La préparation reste la même, mais le temps de cuisson doit être adapté.

Valeurs nutritionnelles (par portion approximative):

Calories: 300-350 kcal

Protéines: 30-35 g

Graisses: 12-15 g

Glucides: 15-20 g

POULET PROVENÇAL AU QUINOA DE PRINTEMPS

Ingrédients pour 1 personne:

1 blanc de poulet (150-200g)

1 cuillère à soupe d'huile d'olive

1 gousse d'ail, finement hachée

1 cuillère à café d'herbes de Provence (thym, romarin, origan)

95 g de quinoa

240 g de bouillon de légumes

1 courgette, coupée en dés

1 carotte, coupée en fines tranches

4 tomates cerises, coupées en deux

Le jus d'un demi-citron

Sel et poivre à volonté

Préparation:

- Commencez par préparer le quinoa selon les instructions figurant sur l'emballage. Utilisez du bouillon de légumes au lieu de l'eau pour une saveur plus riche. Réserver.
- Faire chauffer l'huile d'olive dans une poêle à feu moyen-vif. Ajouter l'ail haché et les herbes de Provence et faire revenir pendant environ 1 minute, jusqu'à ce que les arômes se diffusent.
- Ajouter le blanc de poulet dans la poêle et le faire cuire pendant environ 4 à 5 minutes de chaque côté, jusqu'à ce qu'il soit doré et bien cuit. Retirer le poulet de la poêle et le mettre de côté.
- Dans la même poêle, ajouter la courgette, la carotte et les tomates cerises. Faire cuire les légumes pendant environ 5 minutes, jusqu'à ce qu'ils soient légèrement ramollis.
- Ajouter le quinoa cuit dans la poêle avec les légumes et bien mélanger les saveurs. Pressez le jus d'un demi-citron sur le quinoa et ajoutez du sel et du poivre selon votre goût.
- Transférer le quinoa et les légumes dans un plat de service et placer le blanc de poulet sur le dessus.
- Servir le poulet provençal au quinoa de printemps chaud.

Variantes pour les végétaliens ou les végétariens:

Remplacer le blanc de poulet par du tofu ou du tempeh pour une version végétalienne ou végétarienne. Faire mariner un mélange d'herbes de Provence, d'huile d'olive et de jus de citron pendant au moins 30 minutes avant la cuisson.

Valeurs nutritionnelles (environ):

Calories: 350-400 kcal

Protéines: 25-30 g

Matières grasses: 10-12g

Glucides: 35-40 g

Fibres: 5-7 g

CASSOULET VÉGÉTARIEN AUX HARICOTS BLANCS

Ingrédients pour 1 personne:

100 g de haricots blancs (secs ou en conserve)

1 cuillère à soupe d'huile d'olive

1/2 oignon, haché

1 gousse d'ail, finement hachée

1 carotte, coupée en dés

1 branche de céleri, coupée en dés

1 tomate mûre, coupée en dés

240 g de bouillon de légumes

1/2 cuillère à café de thym séché

1/2 cuillère à café de romarin séché

Sel et poivre à volonté

Persil frais, finement haché (pour la garniture)

Préparation:

- Si vous utilisez des haricots secs, faites-les tremper dans une grande quantité d'eau froide pendant une nuit. Le lendemain, égouttez-les et rincez-les.
- Dans une casserole, faire chauffer l'huile d'olive à feu moyen. Ajouter l'oignon et l'ail hachés et faire revenir pendant quelques minutes, jusqu'à ce qu'ils soient tendres et translucides.
- Ajouter les carottes et le céleri à la poêle et poursuivre la cuisson pendant 3 à 4 minutes, jusqu'à ce que les légumes ramollissent légèrement.
- Ajouter les tomates en dés, les haricots blancs et le bouillon de légumes. Porter à ébullition, puis réduire le feu et laisser mijoter pendant environ 30 minutes, ou jusqu'à ce que les haricots soient tendres et que le liquide ait réduit.
- Ajouter le thym, le romarin, le sel et le poivre et poursuivre la cuisson pendant encore 5 minutes pour que les saveurs se mélangent.
- Transférer le cassoulet végétarien dans un plat de service et garnir de persil frais haché.

Conseils de préparation:

Vous pouvez enrichir la recette en ajoutant d'autres légumes de saison tels que des courgettes ou des poivrons, coupés en cubes, pendant la cuisson.

Variantes pour les végétaliens ou les végétariens:

La recette est déjà végétarienne, mais si vous êtes végétalien, assurez-vous que le bouillon de légumes utilisé ne contient pas d'ingrédients d'origine animale tels que des cubes de bouillon de viande.

Valeurs nutritionnelles (environ):

Calories: 250-300 kcal

Protéines: 10-12 g

Matières grasses: 5-7 g

Glucides: 40-45 g

Fibres: 10-12 g

SOUPE À L'OIGNON

Ingrédients pour 1 personne:

2 oignons jaunes moyens

1 cuillère à soupe de beurre

1 cuillère à café d'huile d'olive

1 cuillère à café de farine

200 ml de bouillon de légumes

100 ml de vin blanc sec

1 feuille de laurier

1 branche de thym frais

Sel et poivre à volonté

1 tranche de pain complet

30 g de gruyère râpé

Préparation:

- Éplucher les oignons et les couper en fines tranches.
- Dans une casserole à feu moyen, faire fondre le beurre avec l'huile d'olive.
- Ajouter les oignons dans la poêle et les faire cuire à feu moyen-doux pendant environ 15-20 minutes, en remuant de temps en temps, jusqu'à ce qu'ils soient tendres et légèrement caramélisés.
- Ajouter la farine aux oignons et bien mélanger pour la répartir uniformément.
- Verser le vin blanc dans la marmite et remuer pour dissoudre les éventuels résidus au fond de la marmite. Laisser l'alcool s'évaporer pendant quelques minutes.
- Ajouter le bouillon de légumes, la feuille de laurier et la branche de thym dans la marmite. Porter à ébullition et réduire le feu. Couvrir et laisser cuire pendant environ 20 à 30 minutes pour que les saveurs se développent.
- Pendant ce temps, faire griller la tranche de pain complet.
- Une fois la soupe cuite, retirer la feuille de laurier et la branche de thym. Ajuster le sel et le poivre selon le goût.
- Verser la soupe dans un bol allant au four et résistant à la chaleur. Placer la tranche de pain grillée sur la soupe et saupoudrer la tranche de pain de gruyère râpé.
- Placer le bol sous la grille du four préchauffé à 200°C et laisser dorer jusqu'à ce que le fromage soit fondu et doré.
- Retirer le bol du four et le laisser refroidir légèrement avant de le servir.

Variantes pour végétaliens, végétariens ou cœliaques:

Pour une version végétalienne, remplacez le beurre par de l'huile d'olive.

Valeurs nutritionnelles (approximatives):

Calories: 250-300 kcal

Protéines: 8 g

Matières grasses: 10 g

Glucides: 30 g

Fibres: 5 g

DESSERTS

CRÈME BRÛLÉE AU THÉ VERT ET AU CITRON

Ingrédients pour 1 portion:

240 ml de lait d'amande

60 ml de thé vert

2 jaunes d'œufs

2 cuillères à soupe de sucre brun

Zeste d'un citron bio

1 cuillère à café d'extrait de vanille

1 cuillère à soupe de fécule

1 cuillère à soupe de sucre brun pour caraméliser la surface

Préparation:

- Préparez du thé vert en plaçant les feuilles de thé dans une tasse et en y versant de l'eau bouillante. Laissez infuser le thé pendant 5 minutes, puis filtrez-le.
- Dans une casserole moyenne, mélangez le lait d'amande, le thé vert filtré, le zeste de citron râpé et l'extrait de vanille. Portez à ébullition à feu moyen-doux.
- Dans un bol séparé, fouettez les jaunes d'œufs avec 2 cuillères à soupe de sucre brun et la fécule.
- Verser lentement le mélange d'œufs dans la casserole contenant le lait d'amande, en remuant constamment pour éviter la formation de grumeaux.
- Continuez à mélanger à feu moyen jusqu'à ce que le mélange devienne épais et crémeux.
- Verser la crème dans une coupe à dessert et la mettre au frais au moins 2 heures au réfrigérateur.
- Avant de servir, saupoudrer uniformément la surface de la crème avec 1 cuillère à soupe de sucre brun et faire caraméliser avec un chalumeau de cuisine ou sous le gril du four.
- Servez et savourez votre délicieuse crème brûlée au thé vert et au citron !

Variations pour les végétaliens:

Remplacer le jaune d'œuf par 2 cuillères à soupe de farine de maïs et ajouter 1/4 de tasse de lait de coco pour rendre la crème plus crémeuse.

Valeurs nutritionnelles pour une portion:

Calories: 220 kcal

Glucides: 28 g

matières grasses: 10 g

protéines: 5 g

PANNA COTTA AU CURCUMA AVEC SAUCE AUX BAIES

Ingrédients pour 2 personnes:

250 ml de lait de noix de coco

1 cuillère à café de poudre de curcuma

1/2 cuillère à café de gingembre en poudre

1/2 cuillère à café de cannelle en poudre

2 feuilles de gélatine (ou agar-agar pour la version végétalienne)

1/2 cuillère à café de miel (ou de sirop d'érable pour la version végétalienne)

50 g de baies (fraîches ou congelées)

1/2 cuillère à café de jus de citron

1/2 cuillère à café de sucre brun

Pour la panna cotta:

- Plongez les feuilles de gélatine dans de l'eau froide pendant 5 à 10 minutes pour les ramollir.
- Mélangez le lait de coco, le curcuma, le gingembre, la cannelle et le miel dans une casserole.
- Chauffer à feu doux en remuant constamment jusqu'à ce que le mélange soit chaud.
- Essorer l'eau de la gélatine ramollie et l'ajouter au mélange de lait de coco. Remuer jusqu'à ce que la gélatine soit complètement dissoute.
- Verser la préparation dans deux moules à panna cotta et les placer au réfrigérateur pendant au moins 2 heures.

Pour le coulis de baies:

- Mettre les baies, le jus de citron et le sucre brun dans une casserole.
- Chauffez à feu moyen en remuant de temps en temps jusqu'à ce que les baies soient complètement fondues et que la masse ait épaissi.
- Réduire le mélange en purée à l'aide d'un mixeur-plongeur jusqu'à ce qu'il soit lisse.
- Verser le coulis de baies dans un récipient et le laisser refroidir au réfrigérateur.

Pour servir:

- Démouler les panna cottas et les déposer sur une assiette à dessert.
- Verser le coulis de baies sur la panna cotta.
- Garnir de baies fraîches et d'un peu de cannelle en poudre (facultatif).

Valeurs nutritives par portion:

Calories: 200 kcal

matières grasses: 15 g

Fibres alimentaires: 3 g

protéines: 3 g

Glucides: 15 g

sucre: 10 g

PANNA COTTA AU MIEL AVEC SAUCE AUX BAIES

Ingrédients pour 1 portion:

240 ml de lait de noix de coco

120 g de crème de noix de coco

85 g de miel

1/2 cuillère à café d'extrait de vanille

1 cuillère à café de gélatine en poudre

140 g de baies fraîches ou congelées

1 cuillère à soupe de miel

Préparation:

- Commencer par mélanger le lait de coco, la crème de noix de coco, le miel et l'extrait de vanille dans une casserole à feu moyen. Continuez à mélanger jusqu'à ce que le miel soit complètement dissous. Ajoutez la gélatine en poudre et remuez jusqu'à ce qu'elle soit complètement dissoute.
- Verser le mélange dans un moule à panna cotta et le placer au moins 2 heures au réfrigérateur jusqu'à ce qu'il durcisse.
- Pour le coulis de baies, réduisez les baies en purée avec le miel dans un mixeur ou un robot ménager jusqu'à ce qu'elles soient lisses.
- Pour servir, plonger le moule à panna cotta dans l'eau chaude pendant quelques secondes, puis renverser délicatement la panna cotta sur une assiette à dessert. Verser le coulis de baies sur la panna cotta et garnir à volonté de baies fraîches.

Variantes:

Pour une version végétalienne, remplacez le miel par du sirop d'érable et utilisez de l'agar-agar au lieu de la gélatine en poudre.

Pour une version sans gluten, vérifiez que la gélatine en poudre ne contient pas de gluten.

Guide d'achat:

Choisissez des ingrédients biologiques de qualité. Veillez à ce que le miel soit pur et ne contienne pas de sucre ajouté.

Valeurs nutritives pour 1 portion:

Calories: 500 kcal

graisse: 34 g

Glucides: 49 g

protéines: 4 g

MOUSSE DE CHOCOLAT NOIR ET GINGEMBRE AUX FRUITS ROUGES

Ingrédients pour 1 portion:

50 g de chocolat noir à 70 %.

1 cuillère à soupe de miel

1 cuillère à café de gingembre frais râpé

50 ml de lait d'amande

1/4 de cuillère à café de cannelle en poudre

50 g de fruits rouges mélangés

Préparation:

- Faites fondre le chocolat noir dans une petite casserole au bain-marie à feu doux, en remuant constamment.
- Ajoutez le miel, le gingembre fraîchement râpé et la cannelle en poudre et mélangez bien.
- Ajoutez le lait d'amande et continuez à mélanger jusqu'à ce que le mélange soit lisse et homogène.
- Retirer du feu et laisser refroidir quelques minutes.
- Mettez le mélange dans un mixeur et mixez pendant quelques minutes jusqu'à ce qu'il devienne crémeux et mousseux.
- Verser la mousse dans un bol et laisser reposer au moins une heure au réfrigérateur.
- Avant de servir, ajoutez les fruits rouges mélangés sur la mousse.

Variantes pour les végétaliens, les végétariens et les personnes atteintes de la maladie cœliaque:

Pour une version végétalienne, remplacez le miel par du sirop d'érable ou d'agave et le lait d'amande par du lait de coco ou de soja.

Cette recette est déjà végétarienne et sans gluten.

Guide d'achat:

Choisissez du chocolat noir à 70% pour tirer le maximum de bénéfices anti-inflammatoires de cette recette.

Veillez à acheter du gingembre frais et si possible biologique de bonne qualité.

Optez pour du lait d'amande non sucré et sans additif.

Valeurs nutritives pour 1 portion:

Calories: 270 kcal

matières grasses: 14 g

Glucides: 32 g

protéines: 4 g

Fibres alimentaires: 5 g

sucre: 23 g

MOUSSE DE CURCUMA AUX FRUITS FRAIS

Ingrédients pour 1 portion:

1 banane mûre

1/2 avocat mûr

1 cuillère à café de poudre de curcuma

1/4 de cuillère à café de cannelle en poudre

1/4 de cuillère à café de gingembre en poudre

1 cuillère à soupe de miel

le jus d'un 1/2 citron

75 g de fruits frais mélangés (fraises, myrtilles, mûres, etc.)

Préparation:

- Coupez la banane et l'avocat en morceaux et mettez-les dans un mixeur avec le curcuma, la cannelle, le gingembre, le miel et le jus de citron.
- Mixez les ingrédients jusqu'à l'obtention d'une mousse crémeuse et homogène.
- Verser la mousse dans un bol et garnir de fruits frais.

Variantes:

Les végétaliens peuvent remplacer le miel par du sirop d'érable ou du sucre de noix de coco.

Pour les végétariens : la recette est déjà végétarienne.

Les personnes atteintes de la maladie cœliaque doivent s'assurer que le curcuma est exempt de gluten.

Valeurs nutritionnelles pour une portion:

Calories: 348 kcal

protéines: 4 g

matières grasses: 20 g

Glucides: 47 g

Fibres alimentaires: 12 g

sucre: 26 g

GÂTEAU AU CACAO AVEC MYRTILLES ET GINGEMBRE

Ingrédients pour 1 portion:

1 œuf

15 g de farine d'amande

10 g de cacao amer en poudre

1 cuillère à café de miel

1 cuillère à café d'huile d'olive extra vierge

50 g de myrtilles fraîches

1 cuillère à café de gingembre frais râpé

1 cuillère à café de levure chimique

1 pincée de sel

Pour le joint:

10 g de chocolat noir

5 g de myrtilles fraîches

Préparation:

- Dans un bol, fouettez l'œuf avec le miel et l'huile d'olive extra vierge.
- Ajoutez la farine d'amandes, le cacao amer, la levure chimique et le sel. Bien mélanger jusqu'à ce que la masse soit lisse.
- Ajoutez les myrtilles fraîches et le gingembre râpé et mélangez délicatement.
- Verser la pâte dans un moule à muffins beurré et fariné.
- Cuire dans un four préchauffé à 180°C pendant environ 15-20 minutes.
- Retirer du four et laisser refroidir.
- Pour la garniture, faire fondre le chocolat noir au bain-marie et le verser sur le gâteau.
- Garnir de myrtilles fraîches.

Conseils de préparation:

Pour portionner le gâteau, nous recommandons d'utiliser un moule à muffins.

Incorporer délicatement les myrtilles fraîches et le gingembre râpé afin de ne pas écraser les myrtilles.

Variantes pour les végétaliens, les végétariens et les personnes atteintes de la maladie cœliaque:

Pour le rendre végétalien, remplacez l'œuf par 1 cuillère à soupe de graines de lin moulues avec 3 cuillères à soupe d'eau et laissez reposer 5 à 10 minutes.

Valeurs nutritives par portion:

Calories: 258 kcal

Glucides: 17 g

Fibres alimentaires: 5 g

protéines: 10 g

matières grasses: 18 g

MOUSSE À L'AVOCAT ET AU CHOCOLAT NOIR

Ingrédients pour 1 portion:

1 avocat mûr

30 g de chocolat noir à 70

1 cuillère à soupe de miel

1/2 cuillère à café de cannelle en poudre

Une pincée de sel

50 ml de lait d'amande

1 cuillère à café de graines de chia

1 cuillère à café de noix de pécan hachées

1 cuillère à café de noix de coco râpée

Préparation:

- Coupez d'abord l'avocat en deux, retirez le noyau et grattez la chair à l'aide d'une cuillère. Mettre dans un bol avec le miel, la cannelle et une pincée de sel. Réduisez le tout en purée à l'aide d'un mixeur-plongeur jusqu'à ce que le mélange soit lisse.
- Faites fondre le chocolat noir dans une petite casserole au bain-marie ou au micro-ondes à feu doux. Ajoutez le lait d'amande chaud et mélangez bien jusqu'à ce que le mélange soit lisse et homogène.
- Mélangez la crème au chocolat avec la crème d'avocat et mixez délicatement. Ajoutez les graines de chia et mixez à nouveau.
- Verser la mousse dans une petite tasse et la placer au réfrigérateur pendant au moins une heure.
- Avant de servir, décorez la mousse de noix de pécan hachées et de noix de coco râpée.

Guide d'achat:

Choisissez un avocat bien mûr mais pas trop mou, du chocolat noir 70% de qualité supérieure et du lait d'amande sans sucre ajouté.

Valeurs nutritives par portion:

Calories: 430 kcal

graisse: 34 g

Fibres alimentaires: 12 g

protéines: 7 g

Glucides: 31 g

sucre: 16 g

La mousse à l'avocat et au chocolat noir est riche en nutriments anti-inflammatoires, dont les graisses mono-insaturées de l'avocat, les propriétés antioxydantes du chocolat noir et les acides gras oméga-3 des graines de chia.

PANNA COTTA AU THÉ MATCHA ET AU MIEL

Ingrédients pour 1 portion:

1 cuillère à café de gélatine en poudre

2 cuillères à soupe de lait entier

1/2 cuillère à café de thé matcha en poudre

2 cuillères à soupe de miel

150 ml de crème fraîche liquide

Baies fraîches pour décorer

Préparation:

- Dans une petite casserole, dissoudre la gélatine en poudre dans 2 cuillères à soupe de lait entier à feu doux, sans cesser de remuer, jusqu'à ce que la gélatine soit complètement dissoute.
- Ajouter la poudre de thé matcha et le miel en remuant constamment jusqu'à ce que tous les ingrédients soient bien mélangés.
- Verser la crème fraîche liquide dans la casserole et continuer à mélanger à feu doux jusqu'à ce que le mélange devienne homogène. Ne pas laisser bouillir.
- Retirer du feu et verser la masse dans un moule à pudding ou une coupe à dessert. Laisser refroidir à température ambiante pendant environ 10 minutes.
- Couvrir et placer au réfrigérateur pendant au moins 2 heures, jusqu'à ce que la panna cotta ait pris.
- Avant de servir, verser délicatement la panna cotta sur une assiette et garnir de baies fraîches.

Guide d'achat:

Achetez du thé matcha de qualité supérieure dans un magasin de thé spécialisé ou en ligne.

Veillez à utiliser de la crème fraîche liquide de bonne qualité pour obtenir une panna cotta onctueuse.

Variations pour les végétaliens:

Utilisez du lait de noix de coco ou d'amande au lieu du lait entier.

Utilisez de la crème de noix de coco à la place de la crème fraîche liquide.

Valeurs nutritives pour 1 portion:

Calories: 415 kcal

graisse: 33 g

Glucides: 29 g

protéines: 3 g

CRÈME À LA NOIX DE COCO ET AUX BAIES

Ingrédients pour 1 portion:

100 ml de lait de noix de coco

1 cuillère à café de miel

1/2 cuillère à café de curcuma

1/2 cuillère à café de cannelle

1/2 cuillère à café de gingembre frais râpé

1/4 de cuillère à café de vanille en poudre

Baies fraîches selon votre goût (fraises, myrtilles, mûres, framboises)

Préparation:

- Dans un bol, bien mélanger le lait de coco, le miel, le curcuma, la cannelle, le gingembre râpé et la vanille en poudre.
- Verser le mélange dans une petite casserole et faire cuire à feu moyen en remuant constamment jusqu'à ce qu'il épaississe légèrement (environ 5 minutes).
- Verser la crème dans une tasse ou un bol et laisser refroidir pendant environ 10-15 minutes.
- Ajoutez des baies fraîches sur la crème et servez immédiatement.

Variantes:

Pour une version végétalienne, remplacez le miel par du sirop d'érable ou d'agave.

Si vous le souhaitez, vous pouvez remplacer les baies par d'autres fruits frais de votre choix, comme la banane, le kiwi ou la mangue.

Guide d'achat:

Veillez à acheter du lait de coco bio de qualité supérieure afin d'éviter l'ajout de conservateurs ou d'autres ingrédients indésirables. Si vous le souhaitez, vous pouvez également utiliser du lait d'amande ou de soja comme alternative végétalienne.

Valeurs nutritionnelles pour une portion:

Calories: 198 kcal

Matières grasses: 17 g

Glucides: 12 g

protéines: 2 g

Fibres alimentaires: 3 g

CRÈME DE MANGUE ET DE NOIX DE COCO AVEC MIETTES DE NOIX DE PÉCAN

Ingrédients pour 1 portion:

1 mangue mûre

100 ml de lait de noix de coco

1 cuillère à soupe de miel

1/2 cuillère à café de curcuma

1/2 cuillère à café de cannelle

1/2 cuillère à café de gingembre en poudre

35 g de noix de pécan

60 ml d'eau

Pour la crème de mangue et de noix de coco:

- Epluchez la mangue, coupez-la en dés et mettez-la dans un mixeur.
- Ajouter le lait de noix de coco, le miel, le curcuma, la cannelle et le gingembre en poudre.
- Mixez le tout jusqu'à ce que le mélange soit lisse et homogène.

Pour le gruau de noix de pécan:

- Faites griller les noix de pécan dans une poêle à feu moyen pendant 3 à 4 minutes, jusqu'à ce qu'elles commencent à brunir.
- Ajouter de l'eau et poursuivre la cuisson jusqu'à ce que l'eau soit complètement évaporée.
- Eteindre le feu et laisser refroidir les noix.
- Hachez les noix en gros morceaux à l'aide d'un couteau.

Pour servir:

- Verser la mangue et la crème de noix de coco dans une petite tasse.
- Parsemer les noix de pécan hachées sur la crème.
- Servir immédiatement.

Variations pour les végétaliens:

Remplacez le miel par du sirop d'érable ou du sucre de fleur de coco.

Valeurs nutritives par portion:

Calories: 435 kcal

graisse: 28 g

Glucides: 47 g

protéines: 4 g

Fibres alimentaires: 7 g

PUDDING AU CURCUMA ET À LA NOIX DE COCO

Ingrédients pour 1 portion:

240 ml de lait de noix de coco

1 cuillère à soupe de miel

1/4 de cuillère à café de poudre de curcuma

1/4 de cuillère à café de cannelle en poudre

1/4 de cuillère à café de gingembre en poudre

1/4 de cuillère à café de poivre noir

1/4 de cuillère à café de vanille en poudre

1 cuillère à soupe de fécule

Préparation:

- Mettre le lait de coco, le miel, le curcuma, la cannelle, le gingembre, le poivre noir et la vanille dans une casserole. Bien mélanger.
- Régler le feu sur moyen et porter à ébullition en remuant constamment pour éviter que le lait de coco n'adhère au fond de la casserole.
- Baisser le feu à moyen ou bas et laisser mijoter pendant 5 minutes, en remuant de temps en temps.
- Dans un petit bol, mélanger la fécule de maïs avec 1 cuillère à soupe d'eau. Verser progressivement le mélange de fécule de maïs dans la casserole, sans cesser de remuer, jusqu'à ce que le mélange épaississe.
- Verser le pudding dans un bol et le laisser refroidir au réfrigérateur pendant au moins une heure avant de le servir.

Variantes:

Pour une version végétalienne, remplacez le miel par du sirop d'érable ou du sucre de noix de coco.

Pour une version sans gluten, remplacez la fécule de maïs par de la fécule de pomme de terre ou de la farine de riz.

Guide d'achat:

Veillez à choisir des ingrédients frais et de qualité. Pour le lait de coco, faites attention aux additifs comme le carraghénane. Vous trouverez tous les ingrédients dans les magasins de produits naturels ou dans les supermarchés bien achalandés.

Valeurs nutritives pour 1 portion:

Calories: 345 kcal

protéines: 3 g

matières grasses: 25 g

Glucides: 32 g

Fibres alimentaires: 2 g

sucre: 17 g

sodium: 23 mg

LE RÉGIME FODMAP : CONCLUSIONS

Qu'est-ce que le régime FODMAP ?

Le régime FODMAP est un régime pauvre en glucides et fermentable qui vise à soulager les symptômes gastro-intestinaux des personnes souffrant du syndrome du côlon irritable (SCI) et d'autres affections similaires. FODMAP est l'abréviation de Fermentisable Oligosaccharides, Disaccharides, Monosaccharides and Polyols, c'est-à-dire des oligosaccharides, disaccharides, monosaccharides et polyols fermentescibles, c'est-à-dire des glucides présents dans certains aliments et qui peuvent être difficiles à digérer pour certaines personnes.

Que peut-on manger dans le cadre du régime FODMAP ?

- Aliments pauvres en FODMAP tels que viande, poisson, œufs, riz, quinoa, pommes de terre, carottes, épinards, courgettes, tomates, agrumes, bananes, ananas, fraises, noix et graines.

- Aliments modérément pauvres en FODMAP comme le pain sans gluten, les céréales à faible FODMAP, le lait d'amande, le lait de coco, le yaourt sans lactose, le sucre brun, le miel, le sirop d'érable, le chocolat noir, le thé, le café, le vin rouge, la bière sans gluten et le gin.

- Les aliments à éviter ou à limiter pendant le régime FODMAP, tels que le fructose, le lactose, les fructanes, les galactanes et les polyols. Ces aliments comprennent les fruits à haute teneur en fructose comme les pommes, les poires et les mangues, les produits laitiers comme le lait, le yaourt et le fromage, les céréales contenant du fructose comme le blé et le maïs, les légumineuses comme les haricots, les lentilles et les pois chiches, les légumes comme le brocoli, les oignons, l'ail et les champignons, les édulcorants comme le sorbitol et le mannitol et les boissons comme la bière et les boissons gazeuses.

Comment se déroule le régime FODMAP ? Le régime FODMAP est divisé en trois phases :

1. Phase d'élimination : les aliments contenant une forte proportion de FODMAP sont complètement supprimés de l'alimentation pendant une période de 2 à 6 semaines.

2. Phase de réintroduction : les aliments à forte teneur en FODMAP sont progressivement réintroduits dans le régime alimentaire afin de déterminer quels aliments provoquent des symptômes gastro-intestinaux.

3. Phase d'adaptation : un régime alimentaire sur mesure est établi sur la base d'aliments qui ne provoquent pas ou peu de symptômes.

Conseils pour le régime FODMAP :

- Demandez toujours conseil à un diététicien ou à un nutritionniste avant de commencer un régime FODMAP.

- Lisez toujours les étiquettes des aliments pour vérifier leur teneur en FODMAP.

- Préparez les repas à l'avance et emportez des en-cas pauvres en FODMAP lorsque vous n'êtes pas chez vous.

- Buvez beaucoup d'eau et limitez la consommation de boissons gazeuses et d'alcool.

- Ne suivez pas le régime FODMAP pendant une période prolongée sans surveillance médicale.

Vous trouverez ci-dessous un tableau récapitulatif :

Aliments recommandés	Aliments à limiter	Aliments à éviter
Fruits frais et secs (à l'exception des fruits à forte teneur en FODMAP tels que les pommes, les poires, les mangues, les figues et les abricots secs)	Fruits à forte teneur en FODMAP	Fruits à forte teneur en FODMAP
Légumes (à l'exception de ceux qui sont riches en FODMAP, comme le brocoli, le chou, les oignons, l'ail et les champignons)	Légumes à forte teneur en FODMAP	Légumes à forte teneur en FODMAP
Viande maigre	Aliments frits	Aliments frits
Poisson	Céréales contenant du gluten telles que le blé, l'orge, le seigle	Céréales contenant du gluten telles que le blé, l'orge, le seigle
Œufs	Produits laitiers tels que le lait, le yaourt, le fromage (sauf s'ils ne contiennent pas de lactose)	Produits laitiers tels que le lait, le yaourt, le fromage (sauf s'ils ne contiennent pas de lactose)
Fruits à coque et graines (à l'exception de ceux qui ont une teneur élevée en FODMAP, comme les noix de pécan, les pistaches, les amandes et les noix de cajou)	Légumineuses telles que les haricots, les lentilles, les pois chiches	Légumineuses telles que les haricots, les lentilles, les pois chiches
Huiles végétales	Boissons gazeuses, spiritueux	Boissons gazeuses, spiritueux
Thé et café	Les édulcorants tels que le sorbitol, le mannitol, le xylitol	Les édulcorants tels que le sorbitol, le mannitol, le xylitol

***N'oubliez pas que les régimes varient en fonction des besoins personnels et qu'il est toujours important de consulter un diététicien ou un nutritionniste avant d'entamer un régime.

PLAN ALIMENTAIRE DE 28 JOURS

Jour 1

Petit déjeuner : Smoothie-Bowl à la banane et à l'avocat - page 15

Déjeuner de la journée : Salade de quinoa au poulet et à l'avocat - page 36

Le repas du soir : Soupe de potiron et de lentilles rouges - page 90

Dessert : Crème Brûlée au Thé Vert et au Citron – page 125

Jour 2

Petit déjeuner : Crêpes à la banane et à l'avoine – p. 16

Déjeuner de la journée : Salade de quinoa aux légumes et au poulet - page 37

Le repas du soir : Salade de brocolis - page 91

Dessert : Panna cotta au curcuma avec sauce aux baies - page 126

Jour 3

Petit déjeuner : Yaourt aux amandes avec baies - page 17

Déjeuner de la journée : Poulet aux amandes et légumes sautés - page 38

Le repas du soir : Saumon grillé avec légumes - page 92

Dessert : Panna cotta au miel avec sauce aux baies - page 127

Jour 4

Petit déjeuner : Crêpes à la citrouille et à la cannelle - page 18

Déjeuner de la journée : Poulet au paprika avec légumes sautés - page 39

Le repas du soir : Champignons farcis au quinoa et aux légumes - page 93

Dessert : Mousse au chocolat noir et au gingembre avec fruits rouges - page 128

Jour 5

Petit déjeuner : Bouillie de quinoa et fruits secs - page 19

Déjeuner avec des légumes : Salade de lentilles aux légumes sautés - page 40

Le repas du soir : Salade de chou rouge aux noix et aux airelles - page 94

Dessert : Mousse de curcuma aux fruits frais - page 129

Jour 6

Petit déjeuner : Muffins au chocolat et à la banane - page 20

Le déjeuner est prêt : Salade de saumon à l'avocat et au gingembre - page 41

Repas du soir : Salade de carottes, d'orange et de gingembre - page 95

Dessert : Gâteau au cacao avec myrtilles et gingembre - page 130

Jour 7

Petit déjeuner : Crêpes à la citrouille avec graines de chia - page 21

Déjeuner : Salade de lentilles, d'avocat et d'oranges - page 42

Dîner : Salade de graines, myrtilles et légumes - page 96

Dessert : Mousse à l'Avocat et au Chocolat Noir - page 131

Jour 8

Petit déjeuner : Crêpes aux flocons d'avoine avec myrtilles et cannelle - page 22

Déjeuner avec des légumes : Salade de quinoa aux légumes sautés - page 43

Le repas du soir : Saumon cuit au four avec avocat et salade d'oranges - page 97

Dessert : Panna Cotta au thé matcha et au miel - page 132

Jour 9

Petit déjeuner : Crêpes à l'avoine et aux pommes - page 23

Déjeuner : Salade de pois chiches et d'avocat - page 44

Le repas du soir : Poulet à la sauce ananas - page 98

Dessert : Crème à la noix de coco avec baies - page 133

Jour 10

Petit-déjeuner : bowl au smoothie de fruits - page 24

Déjeuner : Salade de quinoa et de haricots noirs - page 45

Le repas du soir : Aubergines farcies au quinoa et aux légumes avec sauce au persil - page 99

Dessert : Crème de mangue et noix de coco avec miettes de noix de pécan - page 134

Jour 11

Petit déjeuner - Yaourt au muesli et aux baies - page 25

Déjeuner - Salade d'épeautre, d'aubergines et de pois chiches - page 46

Dîner - Salade de tempeh et d'olives - page 100

Dessert - Flan au curcuma et à la noix de coco - page 135

Jour 12

Petit déjeuner - Crêpes à la citrouille et à la cannelle - page 26

Déjeuner - Lentilles, avocat et salade de carottes - page 47

Dîner - Salade de quinoa aux légumes, au kéfir et aux graines de tournesol - page 101

Dessert - Crème brûlée au thé vert et au citron - page 125

Jour 13

Petit déjeuner - Bouillie de courge et de curcuma aux baies - page 27

Déjeuner - Soupe de pois chiches et de légumes - page 48

Dîner - Salade de sardines, avocat et quinoa - page 102

Dessert - Panna cotta au curcuma avec sauce aux baies - page 126

Jour 14

Petit déjeuner - Bouillie de courge et de cannelle - page 28

Déjeuner - Saumon grillé avec légumes et riz brun - page 49

Dîner - Soupe à la choucroute et au romarin - page 103

Dessert - panna cotta au miel avec sauce aux baies - page 127

Jour 15

Petit déjeuner - Tranches de banane au beurre d'amande et au miel - page 29

Déjeuner - Filet de saumon et légumes sautés - page 50

Dîner - Soupe de pommes de terre et de clous de girofle - page 104

Dessert - Mousse de chocolat noir et gingembre aux fruits rouges - page 128

Jour 16

Petit déjeuner - Smoothie anti-inflammatoire - page 30

Déjeuner - Poulet au citron avec asperges et patates douces - page 51

Dîner - Riz rouge et curcuma aux légumes grillés - page 105

Dessert - Mousse de curcuma aux fruits frais - page 129

Jour 17

Petit déjeuner - Muesli aux pommes et à la cannelle - page 31

Déjeuner - Poulet aux herbes avec salade de légumes variés - page 52

Dîner - Tempah au curry et aux légumes - page 106

Dessert - Gâteau au cacao, myrtilles et gingembre - page 130

Jour 18

Petit déjeuner - Bouillie au curcuma et à la cannelle - page 32

Déjeuner - Aubergines cuites au four avec tomates cerises et fromage mozzarella - page 53

Dîner - Salade de kéfir avec pois chiches et légumes - page 107

Dessert - Mousse à l'avocat et au chocolat noir - page 131

Jour 19

Petit déjeuner - Toasts à l'avocat, à l'œuf et aux épinards - page 33

Déjeuner - Soupe de potiron et lentilles - page 54

Dîner - Salade de sardines à l'avocat et au gingembre - page 108

Dessert - Panna cotta au thé matcha et au miel - page 132

Jour 20

Petit déjeuner - Bouillie de quinoa et de myrtilles - page 34

Déjeuner - Riz brun aux courgettes et au curcuma - page 55

Dîner - Sardines aux épices - page 109

Dessert - Crème à la noix de coco et aux baies - page 133

Jour 21

Petit déjeuner : Smoothie-bowl à la fraise et à la banane - page 35

Déjeuner : Risotto au safran et légumes grillés - page 56

Le repas du soir : Riz au curcuma et légumes - page 110

Dessert : crème de mangue et de noix de coco avec miettes de noix de pécan - page 134

Jour 22

Petit déjeuner : Smoothie-bowl à la banane et à l'avocat - page 15

Déjeuner de midi : pâtes complètes aux légumes et pesto d'avocat - page 57

Le repas du soir : Saumon frit aux épinards et au citron - page 111

Dessert : pudding au curcuma et à la noix de coco - page 135

Jour 23

Petit déjeuner : crêpes aux bananes et à l'avoine - page 16

Déjeuner de la journée : haricots à la texane avec guacamole - page 58

Le repas du soir : artichauts et haricots blancs avec vinaigrette à la moutarde - page 112

Dessert : Crème brûlée au thé vert et au citron - page 125

Jour 24

Petit déjeuner : Yaourt aux amandes et aux baies - page 17

Déjeuner : Salade de haricots verts et poulet grillé - page 59

Le repas du soir : Pâtes complètes aux champignons et aux tomates cerises - page 113

Dessert : panna cotta au curcuma avec sauce aux baies - page 126

Jour 25

Petit déjeuner : Crêpes à la citrouille et à la cannelle - page 18

Déjeuner de midi : Filet de saumon aux épinards et aux patates douces - page 60

Dîner du soir : Salade verte au poulet et à l'avocat- page 114

Dessert : panna cotta au miel avec sauce aux baies - page 127

Jour 26 :

Petit déjeuner : bouillie de quinoa et fruits secs - page 19

Déjeuner de la journée : filet de bar au thym et au citron - page 61

Le repas du soir : salade de légumes rouges avec poulet grillé - page 115

Dessert : Mousse de chocolat noir et gingembre aux fruits rouges - page 128

Jour 27 :

Petit déjeuner : Muffins au chocolat et à la banane - page 20

Déjeuner de la journée : Dorade de mer cuite au four - page 62

Le repas du soir : Omelette au radicchio rouge et aux herbes - page 116

Dessert : Mousse de curcuma aux fruits frais - page 129

Jour 28 :

Petit déjeuner : Crêpes de courge aux graines de chia - page 21

Le repas de midi : poulet au curcuma et pois chiches - page 63

Le repas du soir : Poitrine de poulet au curry avec quinoa et légumes - page 117

Dessert : Gâteau au cacao, myrtilles et gingembre - page 130

***** VEUILLEZ NOTER : LE DESSERT N'EST POSSIBLE QU'UNE À DEUX FOIS PAR SEMAINE !**

NOUS CONNAISSONS MIEUX LES INGRÉDIENTS...

Saumon : le saumon est un poisson gras riche en acides gras oméga-3, connus pour leur effet anti-inflammatoire. En outre, le saumon est une bonne source de protéines de haute qualité, de vitamine D et de sélénium.

Curcuma : le curcuma est une épice fréquemment utilisée dans la cuisine indienne. Il contient une substance active appelée curcumine, qui a des propriétés anti-inflammatoires et antioxydantes. Le curcuma est également associé à un risque réduit de maladie cardiaque, de diabète et de cancer.

Gingembre : le gingembre est une racine fréquemment utilisée dans la cuisine asiatique. Il contient des substances actives appelées gingérols et shogaols, qui ont des propriétés anti-inflammatoires. En outre, le gingembre est associé à une réduction des symptômes de nausées et de maux de tête.

Avocat : l'avocat est un fruit riche en graisses saines, en fibres, en vitamine E et en potassium. De plus, les avocats contiennent des substances actives appelées phytostérols, qui peuvent contribuer à réduire le taux de cholestérol.

Quinoa : le quinoa est une céréale sans gluten riche en protéines de haute qualité, en fibres et en minéraux tels que le magnésium, le phosphore et le fer. En outre, le quinoa est une source de glucides à faible indice glycémique, ce qui peut contribuer à réguler le taux de glycémie.

Haricots noirs : les haricots noirs sont une bonne source de protéines végétales, de fibres, de fer et de potassium. De plus, les haricots noirs contiennent des composés actifs, les anthocyanes, qui ont des propriétés antioxydantes et anti-inflammatoires.

Épinards : les épinards sont un légume à feuilles vertes riche en nutriments tels que la vitamine C, la vitamine K, l'acide folique et le fer. En outre, les épinards contiennent des composés actifs, les flavonoïdes, qui ont des propriétés anti-inflammatoires et antioxydantes.

Les graines de chia : Les graines de chia sont une excellente source de fibres, de protéines, d'acides gras oméga-3 et d'antioxydants. Elles sont également riches en calcium, en magnésium et en phosphore. Elles peuvent contribuer à réduire le risque de maladies cardiaques, à abaisser le taux de cholestérol et à améliorer la santé digestive.

Chou vert : le chou vert est une variété de chou riche en vitamines A, C et K et en minéraux tels que le calcium et le fer. Il contient également des antioxydants et des composés anti-inflammatoires tels que les caroténoïdes et les flavonoïdes. Il peut contribuer à réduire le risque de maladies cardiaques et à améliorer la santé digestive.

Les graines de lin : Les graines de lin sont une source de fibres, de protéines, d'acides gras oméga-3 et de lignanes (phytoestrogènes). Elles peuvent contribuer à réduire le risque de maladies cardiaques, de diabète et de cancer, à améliorer la santé intestinale et à réduire l'inflammation.

Les piments rouges : Les piments contiennent une substance appelée capsaïcine, qui peut soulager la douleur et l'inflammation. Il peut également stimuler le métabolisme et réduire l'appétit, ce qui en fait un ingrédient de choix dans la cuisine pour la perte de poids.

Champignons : les champignons sont une bonne source de vitamines B comme la riboflavine et l'acide folique, ainsi que de minéraux comme le sélénium et le cuivre. Ils contiennent également des polysaccharides comme le bêta-glucane, qui peuvent renforcer le système immunitaire et réduire les inflammations.

Œufs : les œufs sont une bonne source de protéines de qualité et contiennent également des vitamines B, de la vitamine D, du sélénium et de la choline. Ils sont également riches en antioxydants tels que la lutéine et la zéaxanthine.

Brocoli : le brocoli est riche en vitamines, en minéraux et en antioxydants, notamment en vitamine C, en calcium et en bêta-carotène. Il contient également des composés végétaux appelés glucosinolates, qui peuvent contribuer à la prévention du cancer. En outre, le brocoli est une bonne source de fibres et ne contient que peu de calories, les clous de girofle sont les boutons floraux séchés de l'arbre à clous de girofle. Ils sont excellents pour la perte de poids.

Clous de girofle : ils sont riches en antioxydants et ont des propriétés anti-inflammatoires et analgésiques. En outre, les clous de girofle sont une bonne source de minéraux tels que le manganèse et le fer.

Tempeh : le tempeh est un aliment fermenté à base de fèves de soja qui a une consistance proche de celle de la viande. Il est riche en protéines, en fibres et en vitamines B. En outre, le tempeh est une source d'isoflavones, des substances végétales aux propriétés anti-inflammatoires et anticancéreuses.

Romarin : le romarin est une plante aromatique souvent utilisée comme condiment dans la cuisine. Il contient des substances végétales telles que l'acide rosmarinique, qui a des propriétés anti-inflammatoires et antioxydantes. En outre, le romarin est une bonne source de fer, de calcium et de vitamine B6.

Pommes de terre : les pommes de terre sont une excellente source de glucides complexes qui fournissent de l'énergie à long terme. De plus, les pommes de terre contiennent des vitamines B et du potassium, un minéral qui contribue à réguler la pression artérielle. Cependant, les pommes de terre contiennent également de l'amidon, qui peut être difficile à digérer pour certaines personnes, en particulier lorsqu'elles sont consommées frites.

Légumineuses : les légumineuses sont une excellente source de protéines végétales, de fibres et de glucides complexes. Elles contiennent également des vitamines B, du fer et d'autres minéraux. En outre, les légumineuses sont riches en composés végétaux, appelés phytonutriments, qui ont des propriétés anti-inflammatoires et antioxydantes. Toutefois, les légumineuses peuvent être difficiles à digérer pour certaines personnes et provoquer des ballonnements.

SUGGESTIONS POUR LA PRÉPARATION DES ALIMENTS

Brocoli : pour préserver au mieux les nutriments du brocoli, il est préférable de le cuire à la vapeur ou dans une poêle avec un peu d'huile d'olive extra vierge, sans le faire cuire trop longtemps. Pour améliorer l'absorption du calcium du brocoli, il est également conseillé de le combiner avec des sources de vitamine D comme les produits laitiers ou le poisson.

Clous de girofle : les clous de girofle peuvent être utilisés dans de nombreux plats, mais pour profiter au mieux de leurs propriétés anti-inflammatoires et antioxydantes, il est préférable de les utiliser entiers et non en poudre. En outre, il est important de ne pas exagérer la quantité, car les clous de girofle peuvent avoir un goût très fort.

Tempeh : le tempeh est une excellente source de protéines végétales, mais pour le rendre plus digeste et augmenter l'absorption des nutriments, il est conseillé de le faire mariner avant de le cuisiner. Il peut également être frit ou cuit à la poêle et combiné avec des légumes et des céréales pour créer des plats équilibrés.

Romarin : le romarin est une épice aux propriétés antioxydantes et anti-inflammatoires qui peut être utilisée pour assaisonner de nombreux plats. Pour maximiser ses bienfaits pour la santé, il est préférable d'utiliser du romarin frais, de le hacher finement et de l'ajouter à des plats comme les rôtis, les légumes cuits au four ou les pommes de terre.

Pommes de terre : pour préparer des pommes de terre saines et savoureuses, il est préférable de les faire cuire au four ou à la vapeur plutôt que de les faire frire ou de les faire cuire trop longtemps à l'eau. Pour créer des plats équilibrés, on peut les combiner avec des sources de protéines végétales comme les légumineuses ou le tofu et des légumes frais.

Légumineuses : les légumineuses sont une source importante de protéines végétales et de fibres. Pour les rendre plus digestes et améliorer l'absorption des nutriments, il est recommandé de les faire tremper dans l'eau pendant quelques heures avant de les cuisiner. Pour créer des plats équilibrés, les légumineuses peuvent également être associées à des produits à base de céréales complètes et à des légumes frais, ce qui permet d'obtenir des plats sains et nutritifs.

QUELQUES INFORMATIONS SUR LES MALADIES INFLAMMATOIRES

Il existe plusieurs maladies inflammatoires qui peuvent affecter notre corps. Voici quelques-unes des plus courantes et comment une alimentation anti-inflammatoire peut aider à les prévenir ou à y faire face :

Polyarthrite rhumatoïde : cette maladie auto-immune provoque une inflammation des articulations et peut entraîner des douleurs, des raideurs et des gonflements. Une alimentation anti-inflammatoire peut aider à réduire l'inflammation et à atténuer les symptômes de la polyarthrite rhumatoïde. Il est recommandé d'éviter les aliments transformés, les sucres raffinés, les glucides simples et les graisses saturées et de choisir plutôt des aliments riches en antioxydants, en acides gras oméga-3, en fibres et en protéines maigres.

Maladie de Crohn : cette maladie inflammatoire chronique de l'intestin peut entraîner des douleurs abdominales, des diarrhées et une perte de poids. Le régime anti-inflammatoire peut contribuer à réduire l'inflammation de l'intestin et à soulager les symptômes. Il est recommandé d'éviter les aliments riches en graisses, les produits laitiers, le gluten et les aliments épicés ou épicés. À la place, nous recommandons les aliments riches en fibres solubles, les légumes à feuilles vertes, les fruits frais, le poisson et les viandes maigres.

Les maladies cardiaques : Les inflammations chroniques peuvent contribuer à l'apparition de maladies cardiaques telles que l'athérosclérose. Une alimentation anti-inflammatoire peut contribuer à réduire les inflammations et à prévenir les maladies cardiaques. Il est recommandé d'éviter les aliments riches en graisses saturées, en sucres raffinés et en glucides simples et de choisir plutôt des aliments riches en antioxydants, en fibres, en acides gras oméga-3 et en protéines maigres.

Asthme : une inflammation des voies respiratoires peut provoquer de l'asthme. Une alimentation anti-inflammatoire peut contribuer à réduire l'inflammation et à atténuer les symptômes de l'asthme. Il est recommandé d'éviter les aliments transformés, les sucres raffinés, les glucides simples et les graisses saturées et de choisir plutôt des aliments riches en antioxydants, en acides gras oméga-3, en fibres et en protéines maigres.

En général, les régimes anti-inflammatoires peuvent contribuer à réduire l'inflammation dans le corps et à prévenir ou à traiter de nombreuses maladies inflammatoires. Il est toutefois important de toujours consulter un médecin ou un nutritionniste avant de modifier radicalement son alimentation.

GLOSSAIRE

Inflammation : la réaction du système immunitaire à une blessure ou à une infection, qui peut provoquer des douleurs, des gonflements, de la chaleur et des rougeurs.

Aliments FODMAP : un groupe d'hydrates de carbone à chaîne courte qui peuvent provoquer chez certaines personnes des troubles gastro-intestinaux tels que des ballonnements, des flatulences et des diarrhées.

Oméga-3 : acides gras essentiels qui peuvent contribuer à réduire l'inflammation dans le corps et à améliorer la santé du cœur et du cerveau. On les trouve principalement dans les poissons gras, les graines de lin et l'huile de poisson.

Antioxydants : substances qui contribuent à prévenir les dommages cellulaires causés par les radicaux libres, c'est-à-dire des molécules instables produites par le métabolisme et des facteurs externes tels que la pollution et les rayons UV. On les trouve principalement dans les fruits, les légumes et les épices comme le curcuma et le gingembre.

Probiotiques : bactéries utiles qui contribuent à maintenir l'équilibre de la flore intestinale et à améliorer la santé du système immunitaire et digestif. On les trouve principalement dans les aliments fermentés comme le yaourt, le kéfir et le kimchi.

Gluten : une protéine présente dans les céréales telles que le blé, le seigle et l'orge, qui peut provoquer des problèmes digestifs chez certaines personnes, par exemple en cas de maladie cœliaque ou de sensibilité au gluten non cœliaque.

Polyarthrite rhumatoïde : une maladie auto-immune qui provoque une inflammation des articulations et peut entraîner des lésions articulaires permanentes.

Maladie de Crohn : une maladie inflammatoire chronique de l'intestin qui peut provoquer des douleurs, des diarrhées, une perte de poids et d'autres symptômes gastro-intestinaux.

Index glycémique : une échelle qui mesure l'effet d'un aliment sur la glycémie. Les aliments à index glycémique élevé peuvent provoquer des pics de glycémie, tandis que les aliments à index glycémique bas sont digérés plus lentement et maintiennent la glycémie stable.

Acide urique : un déchet du métabolisme des protéines qui peut s'accumuler dans les articulations et provoquer des crises de goutte douloureuses. Les aliments à forte teneur en purines, comme les abats et certains types de poissons, peuvent augmenter le taux d'acide urique dans le sang.

Intolérance au lactose : incapacité à digérer le lactose, le sucre du lait, en raison de l'absence d'une enzyme digestive, la lactase. Elle peut entraîner des ballonnements, des flatulences, des diarrhées et d'autres troubles gastro-intestinaux.

Syndrome du côlon irritable : une maladie chronique du tractus gastro-intestinal qui provoque des douleurs abdominales, des ballonnements et une modification des habitudes de défécation. Il peut être causé par un certain nombre de facteurs, notamment le stress, l'alimentation et l'inflammation.

Antioxydants : substances naturelles présentes dans certains aliments qui protègent les cellules contre le stress oxydatif et l'inflammation.

DHA : acide docosahexaénoïque, un type d'acide gras oméga-3 que l'on trouve principalement dans les poissons gras et qui joue un rôle important dans la santé du cerveau et du système nerveux.

EPA : acide eicosapentaénoïque, un autre type d'acide gras oméga-3 que l'on trouve principalement dans les poissons gras et qui a des propriétés anti-inflammatoires.

Sans gluten : terme qui se réfère aux aliments qui ne contiennent pas de gluten, une protéine présente dans le blé, le seigle et l'orge qui peut provoquer des réactions immunitaires chez les personnes atteintes de la maladie cœliaque ou sensibles au gluten.

Indice glycémique : système d'évaluation indiquant la rapidité avec laquelle un aliment augmente le taux de glucose dans le sang après avoir été consommé.

Oméga-3 : une classe d'acides gras essentiels que l'on trouve principalement dans les poissons gras et qui jouent un rôle important dans la santé du cœur, du cerveau et du système nerveux.

Probiotiques : "bonnes" bactéries présentes dans certains aliments et compléments alimentaires, qui contribuent à maintenir l'équilibre du microbiote intestinal et à améliorer la digestion et la santé intestinale.

Sels minéraux : substances inorganiques indispensables au bon fonctionnement de l'organisme, telles que le calcium, le fer, le magnésium, le sodium et le potassium.

Vitamines : substances organiques indispensables à la croissance et au bon fonctionnement de l'organisme, telles que la vitamine C, la vitamine D, la vitamine E, la vitamine K, les vitamines du complexe B, etc.

Lectines : il s'agit d'une classe de protéines que l'on trouve dans de nombreux aliments tels que les légumineuses, les céréales complètes, les graines et certains légumes. Elles sont considérées comme des anti-nutriments, car elles peuvent entraver l'absorption de nutriments essentiels tels que le fer, le calcium et le zinc. Toutefois, certaines recherches indiquent que certaines lectines peuvent également avoir des effets positifs sur la santé, comme la réduction du risque de cancer et de maladies cardiaques. Certaines personnes sont sensibles aux lectines et ressentent des symptômes tels que des ballonnements, des diarrhées et des nausées après avoir consommé des aliments contenant des lectines. Cependant, les connaissances sur ce sujet sont encore limitées et tous les experts ne s'accordent pas sur le fait que les lectines devraient être évitées dans l'alimentation.

CONCLUSIONS

Chère lectrice, cher lecteur, j'espère que ce livre de cuisine vous a fourni de nombreuses informations précieuses sur l'alimentation anti-inflammatoire et vous a inspiré pour préparer des plats sains et savoureux pour vous et vos proches.

Une alimentation anti-inflammatoire peut faire la différence dans la prévention de nombreuses maladies inflammatoires et, grâce à ces recettes, vous avez la possibilité d'ajouter de nombreux aliments nutritifs à votre régime alimentaire. N'oubliez pas que le choix des ingrédients et leur préparation sont essentiels, et j'espère que l'aperçu de leurs propriétés nutritionnelles vous a aidé à mieux comprendre comment ces aliments peuvent influencer votre santé.

Nous savons tous qu'un changement d'alimentation n'est pas facile, mais avec de la détermination et l'aide de ce livre de cuisine, vous serez en mesure de faire les bons choix pour votre bien-être. Je vous encourage à essayer sans cesse de nouvelles recettes et à expérimenter avec de nouveaux ingrédients, mais n'oubliez jamais de choisir des aliments frais et riches en nutriments et d'éviter les aliments fortement transformés.

N'oubliez pas que la santé est un processus et que chaque petit pas que vous faites vers une alimentation plus saine est un pas dans la bonne direction. Merci d'avoir choisi ce livre de cuisine et d'avoir pris soin de votre santé et de votre bien-être.

Printed in Germany
by Amazon Distribution
GmbH, Leipzig

32137880R00086